微笑みのバトン

優しく医療を見つめ、故郷の未来を想う

国立弘前病院名誉院長
五十嵐 勝朗

POLISH WORK

微笑みのバトン

目次

第一章　少年の日

第二章　ふるさと雑感

第五章　明日への提言

第一章

少年の日

日めくり暦

小学校一年生になる前のお正月の頃のことです。年末になると銀行や近所のお店から来年のカレンダーをいただきました。銀行からいただいたカレンダーの絵は富士山や松竹梅などのおめでたいものが多かったようですが、近所のお店からいただいたカレンダーの絵は振り袖姿の女優さんが多かったように思います。

どのカレンダーをどの部屋に飾るかの選択は親が決めました。子どもの部屋には絵もなく数字と文字だけの殺風景な日めくり暦でした。印刷してあるのは日にちと旧暦、月・火・水などの七曜、先負けとか大安などの六曜、三隣亡などの選日、つちのと・きのとなどの干支、行事・月齢などの占いの星、それに金言などでした。私は数字とひらがなしか読めなかったのでまったく面白みはありませんでした。

親が子ども部屋に飾ってくれた日めくり暦は、どうしてところどころに赤色や水色の紙が挟んであるのか理解できませんでした。水色は土曜日、赤色は日曜日、そして日章旗が印刷されている日は祝日であるということを当時は知りませんでした。白色の紙が圧倒的に多いので、その白色の紙は重要で、それ以外の水色や赤色の紙は必要がないと考えて全部破いて捨ててしまいました。その結果、土曜日と日曜日と祝日のない日めくり暦になりました。それを母が見つけて「あなたの部屋のカレンダーには休みはないのね」と言われました。

大人になってから外国に旅行してお土産屋さんに入ると、その土地の景色や有名な建物の写真がメインで数字は小さく印刷されたカレンダーが、いずれも有料で展示してありました。それまではカレンダーは買い求めるものではなく、無料でいただくものであると理解していたので驚きました。店員にこれらのカレンダーの使用目的を聞きますと、部屋を美しく飾るためであると教えられました。

この頃では日本でも有名な画家の絵が印刷されたカレンダーなどが、本屋さんや文具屋さんなどで売られるようになりました。しかし日めくり暦は見かけなくなりました。毎日忙しくてカレンダーをめくる時間もなくなったのでしょうか。

野火

山形県内では、春先のまだ草木の新芽が出ない時期に、野原や堤防の枯れ草を焼くことが多いようです。子どものころの私には野焼きの理由はわからず、ただ大人たちの勇壮な野焼きの振る舞いを見て、いつかは自分もやってみたいと思っていました。

春休みに最上川の堤防で私（小学一年生）は二年生の板図裸《いたずら》君と津世我利谷《つよがりや》君の悪ガキ三人で野火付けをしようと話し合いました。夕方四時ころに、私がマッチを持ってくる係にさせられました。堤防の下の方から慎重に火をつけたところ見る見るうちに火は燃え上がり、それが誘因となって風が出てきてあっという間に火は縦横に広がってしまいました。

あまりにも早く広がりすぎたので急に怖くなり、脱いだ上着で必死になって火を消そうとしましたが、火の勢いは弱まるどころか火の粉が四方に広がり、勢いは増すばかりでした。自分たちだけでは手に負えなくなったという板図裸君の判断で、皆で逃げるように帰宅しておそるおそる父に事情を話しました。父は急いで近所から数人の大人を集めて一緒に堤防まで駆けつけて火を消してくれました。あのときの恐怖は六十年過ぎた今でも思い出します。

野焼きをする理由を知ったのは高校の地学の授業からでした。野山を草地として利用し続けるために、野焼きを行なうことで有機物の蓄積を減らして無機塩類にし、そして新たに芽が出る若草のための肥料や昆虫を焼き、環境保全を行なうということです。

なお平成十三年四月から、野焼きは煙、すす、悪臭により、周囲の人に迷惑をかけるだけでなく、ダイオキシン類や塩化水素などの有害物質発生の原因となるとの理由から禁止されました。

田舎育ちゆえに経験できたことのなかでも、野火遊びは忘れられない思い出です。

手作り遊び

小学校に入学すると、町内の広場や田んぼのあぜ道で上級生のお兄さん、お姉さんがいろいろな遊び方やもの作りを教えてくれました。特に、自然の草花を材料にして遊びの道具を作る術を学びました。その代表的なものを紹介します。

笹　舟

近くの笹やぶから大きめの笹の葉をもぎとってきて両端を五センチメートル程度折り曲げて各々二カ所ずつ切り込みを入れ、両端を組み合わせるとできあがりです。

お兄さんが作るのを見まねて自分も作り、できあがった笹舟を大事に手に持って近くの堰に流すと両岸の草むらにぶつかりながら流れていきました。

自分で作ったという満足感と完成品で遊ぶ喜びをはじめて実感しました。親以外の人に教わったのは初めてで、お兄さんはすごいなと感心したものです。

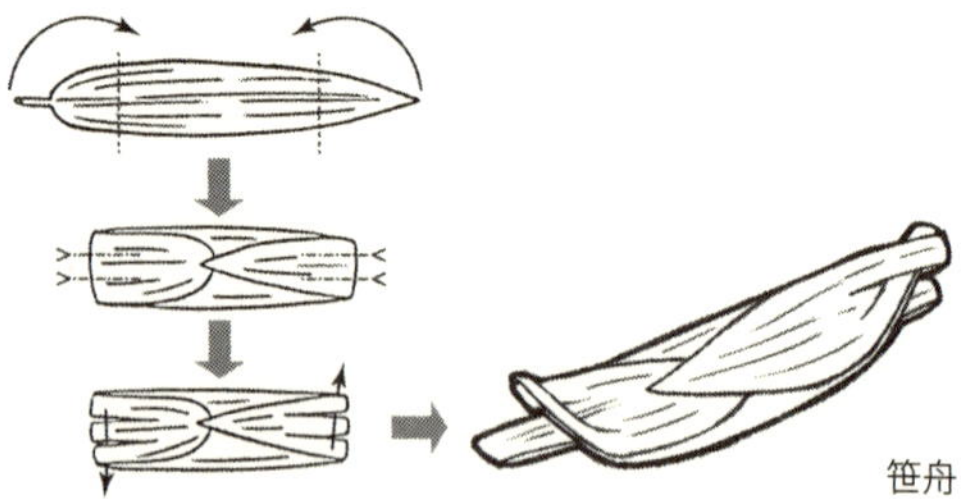

笹舟

オオバコ相撲

あぜ道を歩くとオオバコ（大葉子）がいっぱい生えています。夏が過ぎる頃になると花茎は丈夫になり、少しの力ではちぎれなくなります。友達の現器《げんき》一杯《いっぱい》君とオオバコの花茎を絡ませて引っぱり合う草相撲をして遊びました。

相手の花茎と絡み合う箇所に自分の花茎が強くなるように唾液をつけてから花茎を絡ませて、かけ声をかけて同時に引っぱり合う草相撲でした。相手を負かしたときの喜びは、それまでに経験したことのない喜びでした。

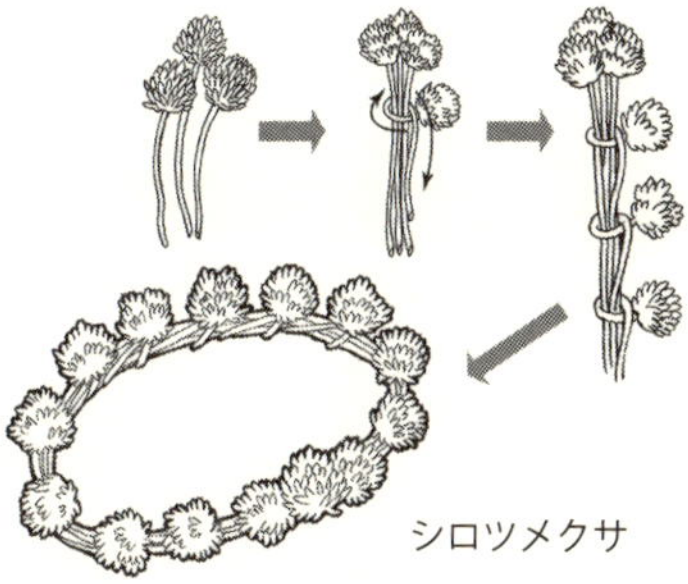
シロツメクサ

花の首飾り

春になるとあぜ道や土手にクローバーの花であるシロツメクサがたくさん咲きます。お姉さんはそれを摘み取って三、四本をまとめ、それを別の一本でくるっと巻きます。これを繰り返しながらどんどん長くしていきます。首飾りぐらいの長さになったら輪にして完成です。

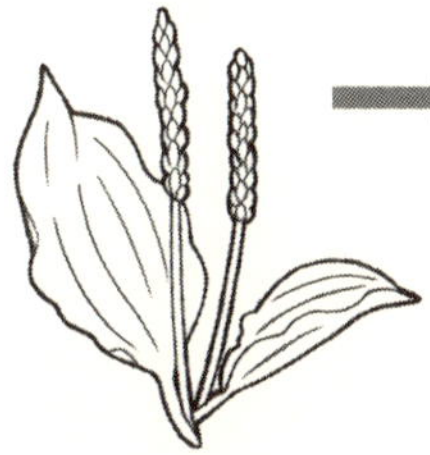
オオバコ

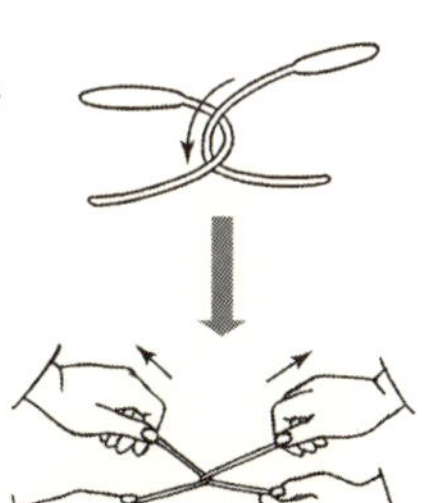

最初の頃は茎の太さをそろえるという要領がわからない

ので、出来上がりが不格好でした。それでも自分が作った首飾りであることの満足感で、それを首にかけて喜んだものです。

お正月ととろろ

昭和二十〜三十年代は、寒河江市島《さがえしま》地区は長芋の一大生産地でした。その理由は土壌が適していたのかもしれません。どこの農家も長芋作りに精を出して、晩秋に収穫しました。

子どもたちは学校から帰ると親に長芋掘りを手伝わされました。地下にまっすぐに伸びていて、長いものになると一メートル以上もあり、途中で折れると商品価値はなくなってしまうので子どもながらに大変気をつけて掘り出しました。掘り出した長芋を、一本一本長さを揃えて出荷するのですが、長くなるほど重いので子どもにとってはかなりの重労働でした。

この地区には、お正月二日の雪の降る朝に玄関前に擂りおろしたとろろを横一線にまく風習があり、隣り近所のどこの家でも行ないました。擂りおろしたとろろはネバネバするので玄関前にまくと悪神がすべって我が家に入ってこないと親に教わりました。

白い雪の上に擂りおろしたとろろをまいても雪と同じく白なので区別はつきにくいところがねらいのようでした。そして朝食は家族全員がとろろをかけたごはんでした。とろろを作るために朝早く起こされ、擂りおろしたとろろの入ったすり鉢にだし汁を加えてすりこぎ棒で擂るために、すり鉢を押さえるのが子どもの役目でした。

すり鉢を押さえるのに力が必要で、子どもにとっては難しいことでした。やっと擂りあがったとろろを食べると、とろろが顎辺りについてしまいかゆくなるので、お正月のとろろに関してはよい思い出はありませんでした。それどころか、なぜお正月にとろろを食べなければならないのか、食べ物であるとろろをなぜ玄関前にまかなければならないのか、次第に疑問をもつようになりました。

後に医学部の講義で、とろろのネバネバの正体はムチンであり、このムチンにはウイルスに強くなる効果があるので、風邪やインフルエンザの予防に有効であるということを教わったときに一気に少年のころの疑問が解けました。昔の人は免疫については無知だったのかもしれませんが、経験からある種の食物を摂取することで悪神から身を守る術を体得し、それが風習となったのかもしれません。

このような風習は次第に廃れてきて、今ではほとんどの家で行なわれなくなってきました。その理由の一つに、これまでのように長芋を作る農家が少なくなったことと、またお米の消費も少なくなり、とろろをごはんにかけて食べる回数が減ったことなども考えられます。

年末から二月頃にかけてインフルエンザが流行しますので、この時期に積極的に長芋を食べて予防してみてはどうでしょうか。

雑魚《ざこ》獲り

小学校三年生にもなると学校帰りはまっすぐに家へ帰ることはほとんどなく、大抵は友達の加尾画丸意《かおがまるい》君と瀬賀火杭《せがひくい》君と三人で道草をして田んぼの畦を歩いて帰りました。

田植えのとき以外はあまり流れのよくない溝のような小川は、稲刈りが終わるとさらに水の流れが弱くなりました。三人は雑魚を獲ろうとズボンを膝上までまくり上げ、田んぼの脇を流れる小川の水草が繁茂している区域に狙いを定めて、二カ所を田んぼの泥土で堰き止め一定の幅に囲ってしまいました。

　こうして堰の内側の水をバケツでかき出すのが普通ですが、学校帰りなので当然バケツは持ち合わせていません。子どもの知恵で三人で空になったアルマイトの弁当箱で夢中になって水をかき出すと水は徐々に少なくなり、やがて雑魚の背びれが見えてきました。

　雑魚が勢いよくはねるので、泥で顔が汚れてしまいました。閉じ込められた雑魚たちが逃げ場を失い川底に姿を現すと、子どもの手でも簡単に捕まえられるようになります。そこでヘドロ状態になった泥んこの中に両手を突っ込み，手さぐりで雑魚を探すとヌルッとしたフナ・ナマズ・ドジョウ・カエルなどに触れるのがまた面白くてたまりません。

　ドジョウは粘土の中に潜ってしまうので、手で粘土を掻き分けて捕まえましたがフナ、ナマズは素手でそのまま捕まえることができました。大きいのは二〇センチメートル以上のものもありました。大きなコイやナマズを捕まえるたびにキャッキャッと歓声を上げて興奮し，泥まみれなど気にしないで夢中になって捕まえました。

獲れた雑魚を入れる物がなく弁当箱に入れましたが、入りきらない雑魚は弁当風呂敷に包んで足取り軽く家に持ち帰りました。夕方になって農作業から帰った母に雑魚を見せて延々と自慢話をすると、泥のついた風呂敷を見て「ずいぶん汚したね」と言われました。今でも小川の泥の臭いが懐かしく思いだされます。

村社のお祭り

小学生の頃、村にある神社の年一回のお祭りは村の一大イベントで、神社の境内には前日から幟《のぼり》が立てられ、当日は学校も午後は休みとなり、どこの家でもお客さんをもてなすための料理作りで大わらわでした。

我が家では母と姉が朝早くから赤飯をつくり、それを重箱に詰めて自転車で隣町の親戚に持って行って配るのが私の役目でした。親戚の人は例年のことなので赤飯を持って行くと駄賃を用意しており、「お祭りで使いなさい」と言って手に持たせてくれました。赤飯を配り終えて帰ってくると、母からすり鉢ですりこぎ棒を用いて恵胡《えご》につける酢味噌をつくらされました。すりこぎ棒をうまく使いこなすことができず奮闘してつくり上げたことを思い出します。

昼頃になると数人のお客さんが来ました。客用のお膳にはからかいの煮付け、恵胡、人参の白和え、ところてん、豆腐かまぼこ、ほうれん草のお浸しなど、それになめこのお吸い物が並びました。日頃の母がつくる料理から、こんな手の込んだ料理がつくれるなんて想像もつかず、母の腕に驚きを覚えました。

午後になり、やっと自由になったので急いで神社に行きました。神社では正面の扉が開けられ、中には神主さんと村長さんがニコニコして座っていました。日常では見られない光景なので、珍しさも手伝って神社に親しみを覚えました。神社の境内に玉こんにゃく屋、綿アメ屋、ところてんの店、オモチャ屋が立ち並んでいるのを見て、赤飯を配ったときに頂いた駄賃で買い求め、友だちと遊び楽しみました。このときに遊んだ友だちこそが竹馬の友で、今でも会うとかならずお祭りのことが話題になります。

最近の傾向としてどこの村も人口減少が進み、それにお祭りを支える年代の人はサラリーマンが多くなり、平日では休みが取りにくくなったことなどが原因で、近郊の神社のお祭りは五月三日の祝日に一斉に行なわれるようになりました。そのためにお客さんだった人も自分の村の神社のお祭りと重なったことで、接待したりされたりはできなくなってしまい、特別に料理をつくることも少なくなりました。その上共働きの家庭が多くなり、お祭りの料理に時間をかけていられないことに加え、お祭りの時期に合わせてスーパーの店頭に料理が並ぶようになりました。

このままではお祭りに亡き母がつくっていた定番の手料理がなくなるので、どうにかして孫に伝えた方がよいと思いつき、姉（八十五歳）にお祭り用の主な料理のつくり方を聞きました。

恵胡は、前日に乾燥した恵胡草を二～三回よく洗ってゴミを取り除き、しばらく水に浸けておいたのを鍋に恵胡草と水と酢を入れて、中火で焦げないようにかき混ぜアクを取りながら三十分くらいよく煮詰めます。煮溶かした恵胡を型に流し入れて熱が冷めるまで待ちます。冷めると固まるのでそれを適度の大きさに切りそろえます。

にんじんの白和えはにんじんを細切りにし、塩少々をふり、しんなりしたら軽く水気をしぼります。豆腐はキッチンペーパーに包んで重しをして十五分ほど水きりをした後にボウルに豆腐をくずし入れ、ゴマを混ぜ合わせます。これににんじんを加えて和えます。

からかい煮は、エイのヒレの軟骨部分を干したものを水で戻して、甘辛く軟骨が柔らかくなるまでじっくり煮込みます。調理に時間がかかるために前日から煮込みます。これらはいずれも手間ヒマを要する料理なので、調理する家庭が年々少なくなってきたのは当然の成り行きです。

全国で部落の過疎化が問題視され始めた頃は、他人事と思い関心はありませんでしたが、最近になって村の神社のお祭りというような些細なことをきっかけに、伝統文化をいかにして次の世代に守り継ぐべきかを考えるようになりました。

旅立ちと梅干し――迷信の証明

小学五年生のとき、一泊二日で酒田《さかた》、湯野浜《ゆのはま》温泉への修学旅行がありました。はじめて旅館に泊まるということで気持ちが高まっていました。朝集合場所へ出かけようとしたとき、母が梅干しを持ってきて「災難に遭わないためにこれを食べてから行きなさい」と言いました。気分よく、さあ出かけようとしているときに酸っぱい梅干しを口に入れた途端に気分が滅入ってしまいました。そのとき、なぜ出がけに梅干しを食べなければいけないのかと疑問を感じました。母に「災難ってなあに」と問いただすと「列車事故とか旅行中のケガなどのことですよ」と教えてくれました。

集合場所へ行って集まっていた仲間たちに、「家を出るときに梅干しは食べてきたの?」と聞くと、ほとんどの人が「食べてきた」と言いました。修学旅行は列車事故もケガもなく全員が元気に楽しく過ごすことができました。これもみんなが出がけに梅干しを食べてきたおかげだと一人納得し、母の言ったことは本当だったと感心したものです。

大人になってからは、出がけに梅干しを食べることはすっかり忘れてしまいました。学会や研究会、それに会議などで多いときは月一回程度航空機や新幹線を利用して出張しましたが、ほとんど何事もありませんでした。

最近になって子どもの頃の修学旅行を思い出し、無性に旅立ちと梅干しとの関係を調べてみたくなりました。たまたま、梅干しを旅立ちのときに食べると災難をのがれるという言い伝えがある記載を目にしました。

これまでに経験した旅行について詳しく思い出してみると、航空機が天候不順で着陸できなかったり、台風で土砂崩れがあり新幹線が不通になったなどの、いわゆる交通手段のトラブルに遭遇したことは数回ありました。これまでの経験で、数回といえども交通手段のトラブルに遭遇したのは、出がけに梅干しを食べなかったことと関係なく、偶然のことと考えました。

ところで迷信とは、最初から根拠がないにもかかわらず実施している人々の間で大方合意されている慣習や、これまで科学的に証明されていないが、一部で「効果がある」と信じられている慣習のことを言います。

迷信と確認するには、この場合、出がけに梅干しを食べた群と食べなかった群で比較検討する必要があります。もし両群に差が無ければ、出がけに梅干しを食べれば災難に遭わないということは迷信であると断言できます。

その一方で、昔旅人はその土地特有の熱病などにかからないように梅干しを薬として携帯したという記録もあります。細菌による食中毒などに対して梅干しの殺菌効果があることを考えますと、目くじらを立てて効果の有無を論じるより、先人の生活の知恵と見なした方が、ゆとりがあって楽しい気もします。

蔵王学園

小学六年生（昭和二十九年）のときの五月に山形市蔵王上野《ざおううわの》にある蔵王学園に入園しました。蔵王学園は山形県内の小学校の高学年の虚弱児が温泉に入り療養しながら授業を受けるという施設でした。正式な名称は『軍人援護会山形支部蔵王高湯養護林間学校』で、蔵王学園は通称でした。

この施設は恩賜財団軍人援護会山形支部が、軍人遺族、軍人家族または傷痍軍人家族のうちで虚弱と認められた児童を対象にして、昭和十七年六月十三日に開設しました。建物は教室、寝室、講堂兼食堂、浴室があり、職員は教諭三名、養護訓導一名、炊事婦一名が勤務していました。定員は年間一二〇名で入園期間は四月から十一月までで一名当たりの在園は四～八週間でした。

県内の各小学校に入園募集の通知があり、私の家は軍人とは関係ありませんでしたが、親元を離れて勉強するのも楽しいかなという軽い気持ちで親にお願いして応募しました。入園して仲間をみたら四十人くらいで、県内の多くの小学校から集まっており、みんな元気で誰が虚弱児かはわかりませんでした。一日の日課は朝六時に起床して六時三十分からラジオ体操、その後朝食をとり、隣接する教室で八時三十分から授業でした。朝昼夕の食事は全員が食堂に集まり正座して「いただきます」と挨拶してから食べました。夕食後は全員で校庭の近くを『クイカイマニマニ』を歌いながら散歩して、最後に『遠き山に日は落ちて』を斉唱するのが日課でした。

授業の一環で蔵王登山がありました。おにぎり二個ときゅうり一本支給されて頂上まで登りました。コマクサの採取が一人一本許されました。校長は岡崎金蔵先生、担任はめがねをかけた男性の山口先生でした。親元を離れての生活でしたが、寂しがる人はいませんでした。逆に親の方が心配してか日曜日には大部分の家族が面会に来ました。子どもはお腹がすいているだろうとの思いからか、差し入れは身欠きニシン、するめなどの干物、乾パンなどが主でした。

退園するときに、全員で

〽さらばさらば我が学園／学園遠く去りゆく／いつの日にかまた会いましょう／会いましょうまたいつの日に／いざ友よ偲ばんしばしの別れ／思いでは常に我らの／我らの胸にあたらし

と合唱し別れました。

あれから約六十年が過ぎました。時々当時一緒になった友達を思い出しては懐かしんでいます。その後栄養状態は良くなり入園者が減少したためか、療養施設としての使命はなくなり、昭和五十五年限りで学園は閉園しました。

少年時代に数週間ではあるが親元を離れ、同年代の友達と生活を共にしたという経験は、自分の人生経験で大きな意味がありました。家庭では親子関係、兄弟との上下関係を通して対人関係を学んできましたが、同年代の友達とは対等の関係で意見を述べ合い、これまでにない考え方や物事への対処法を学んだように思います。

虚弱児とは病気は見つからないが、体質的に弱いところがある。すぐに風邪を引きややすく、治りにくい。季節の変わり目や仕事などで疲れやすい。貧血気味（朝礼などで気分が悪くなる）で、めまいがする。体がいつもだるく、ちょっとしたことですぐに発熱する。胃腸が弱く下痢気味、腹痛がよくある、食が細い、顔色が悪い、病気にかかりやすく、かかると重くなりやすく，しかも治りにくい児童生徒のことで、特別な保健指導あるいは養護が必要とされていました。今から思うと原因の大部分は栄養失調ではなかったかと考えられます。

『遠き山に　日は落ちて』
遠き山に　日は落ちて／星は空を　ちりばめぬ／きょうのわざを　なし終えて／心軽く　安らえば／風は涼し　この夕べ／いざや　楽しき　まどいせん／
まどいせん

（堀内敬三作詞・ドボルザーク作曲「新世界から」より）

『クイカイマニマニ』
クイカイマニマニマニマニダスキー
クイカイコウクイカイカム
クイカイマニマニマニマニダスキー
クイカイコウクイカイカム
オニコディモオチャリヤリウンパウンパ
オニコディモオチャリヤリウンパウンパ
ウンパウンパウンパウンパウンパ
ウンパウンパ……

Quick I many many many Daski
Quick I go, quick I come
Quick I many many many Daski
Quick I go, quick I come
Oh! Nikodimo Oh! Chariali thump pound
Oh! Nikodimo Oh! Chariali thump pound
Thump pound thump pound
Thump pound...

めっこごはん

今では美味しいごはんといえば、山形産米の「つや姫」が上位にランクされています。お米が良質でも水加減と炊き方が拙ければ美味しいごはんにはなりません。まずお米を研ぎ、炊飯ジャーの内側に付いている目盛から硬めを好むなら少し少なめに、柔らかめを好むなら少し多めに水加減を調節します。それに水浸時間は少なくとも三十分以上必要です。

昭和四十年代から家庭用の炊飯器が普及し始め、その後マイコンが内蔵されたので炊きあがる時間も設定されるようになり、更に美味しく食べることができるようになりました。以前は各家庭でごはんを炊くのは台所の一角に作られたかまどで、火の調節は難しく、朝早くから火の番をするのは大変な仕事でした。火加減を間違えると芯の残った、いわゆる「めっこごはん」となりました。今ではめっこごはんという言葉は死語になってしまいました。

昭和三十年代の中学二年生の頃のことです。両親は早朝から農作業にとりかかるために、朝ごはんの支度は姉の役割でした。いつものようにお膳に座ったら姉が半べそをかいて、「今日のごはんはめっこごはんなのでごめんね」と言いました。毎朝炊いているのにどうして今日はめっこごはんになったのかなと思いました。姉は毎朝お米を研いでお釜をかまどにかけて藁を燃やしてごはんを炊いていました。

めっこごはんになる理由は水加減を間違えたのか、それともごはんを炊きあげる時間が短かったのかのいずれかです。姉は毎日やっていることなので、水加減も炊き方も間違えるはずはありません。

かまどでのごはんの炊き方で火加減を示した極意の詞《うた》、すなわち「はじめチョロチョロ中パッパ、ジュージュー吹いたら火を引いて、赤子泣いても蓋とるな、最後にワラをひと握りパッと燃えたら出来上がり」は江戸時代から言われていたようで、我が家では母が姉に教えました。

「はじめチョロチョロ」は釜底全体を温める程度の中火がよいという意味で、「中パッパ」は強火でしっかり沸騰させる、「ジュージュー吹いたら火を引いて」は中火にして焦げをおさえ、「赤子泣いても蓋とるな」はしっかりと蒸らすことを意味し、「最後にワラを——」は釜内に残った余分な水分をもう一度加熱して飛ばし、お米を完全に糊化させることを意味しているのです。

これを姉は毎日忠実に守ってごはんを炊いていたはずなのにと思いました。姉が後日言ったことは、「あの朝はちょっと寝過ごしてしまい、お米を水に浸しておく時間が短かったのが原因のようだった」と。確かにお米を研いで三十分〜一時間程度水に浸してから炊かないと「めっこごはん」になることがあるようです。それにしても昭和は遠くなりました。

温飯器

昭和三十年代のことです。学校では冬になるとクラス毎にお弁当を温めるための炭火用の温飯器が教室の隅に置かれました。朝登校すると各自が温飯器にアルミ製のお弁当箱を並べておくと、十時頃からお弁当は温まり、次第におかずとして一緒に入っているタクアンや梅干しの香りが教室中に蔓延し、その匂いで授業内容は上の空でした。

なかには納豆を入れてくる人もあり、その匂いは混合されて独特な強烈な匂いとなりました。しかし、当時は匂いについて誰も口に出す人はなく、昼食に温かいごはんを食べたのが懐かしく思い出されます。

その後、ごはんとおかずは別々のお弁当箱になりました。おかずを入れるお弁当箱はごはん用より小型で、汁が入っても漏れないように蓋の裏側にゴム製の輪がついていて、それをパッキン式で密閉できるお弁当箱が売り出されたからです。これまでのお弁当箱ではごはんと一緒なので、おかずは汁の出ない佃煮や漬け物が主でしたが、おかず専用のお弁当箱ができたので、汁の出るおかずも昼食で食べることができるようになりました。すなわち煮物も昼食のおかずの仲間入りをするようになったのです。従ってごはんだけが入っているお弁当箱を温飯器で温めるようになったので、温まってもおかずの匂いはしなくなりました。

母に「これからはお弁当のおかずに煮物も大丈夫よ」と言ったら、早速糸こんにゃくとゴボウと麩の煮物をおかず用の小型のお弁当箱に入れてくれました。昼食時に温かいごはんと一緒に、常温の小型のお弁当箱の煮物のおかずを食べようとしたところ蓋が開かないのです。何度も力一杯開けようとしましたが開かなかったので、仕方なくごはんだけの味のないお弁当を食べました。

この蓋が開かなかった原因は、煮物が出来たてのまだ熱い状態でお弁当箱の蓋を密閉してしまったために、常温になったときには内側の圧力が低くなってしまったからなのです。煮物を常温まで冷ましてからお弁当箱の蓋を閉めるという基本的な知識が不足していたのです。

しかし、朝の忙しい時間に母が煮物のおかずをがんばってつくってくれて、冷ますまでの時間がなかったことが原因であることがわかったときには、愚痴を言う気持ちにはなれませんでした。その後もこのような失敗談は色々ありましたが、とにかく煮物がお弁当のおかずに仲間入りできたということは一大革命でした。

今は学校では給食が普及し、また職場の休憩室には電子レンジがほとんど常備されている世の中になったので、あの時代を生きてきた人でないと温飯器でのエピソードについて理解することは難しいでしょう。

第二章

ふるさと雑感

県民性

日本列島は四方を海に囲まれていて、そのうえ内陸は険しい山と川にへだてられて、小さな地域社会が形成されています。故に各地域の地勢や気候風土、それに地域固有の歴史に育まれた個性的な文化を地域ごとに独自に築きあげてきました。

人々の性格は生まれ育った土地の風土、性別、両親や友人の影響、その後の生活環境など後天的なものから形成されます。したがって、生まれ育った土地が同じであれば、その土地ならではの独特の気質や慣習などによる文化の共通性は存在します。同じ地域の中で生きていてお互いに文化を共有していることから、物の見方や考え方、生活習慣や嗜好に一定の傾向が見られることには必然性があります。

しかし、情報化社会の進展により文化の画一化が進み、地方や郷土の特徴がなくなりつつあります。その中で、話し言葉や話し方のアクセントなどから同じ地域か、違った地域かの区別はつくことはありますが、文化の違いまでを論じることはできません。いまや交通網が整備され、日常的に人々の移動が広く行なわれるようになったので、その土地ならではの独特の文化を、地域という行政区分のくくりで見ることにはほとんど意味はないとの指摘もあります。

とはいうものの「県民性」という言葉があるのも事実です。その「県民性」とは、一般的には日本の各都道府県の県民の地域固有の風習や暮らし、文化、価値観、気質や行動についてのなんらかの傾向を指すもので、考え方や気質にとどまらず、食べものの傾向なども含まれます。「県民性」が育まれるのが後天性であるならば、環境に同化されていく傾向が幼少年時代に限らず、青年時代や壮年時代になってからでもあると思います。

そこで一歩踏み込んで、山形県人の「県民性」を言い表すとなると答えに窮してしまいますが、批判を恐れずに独断で述べてみますと、総体的には保守的ですが、女性には積極的な面もあるようです。全体として勤勉で辛抱強い傾向であるといえそうです。口数は少ないので一見とっつきにくく見えますが、人あたりのよい人情家が多いように思います。また真面目に黙々と仕事をします。人間関係を大切にし、他人に対して疑いとか懸念はあまり持たないようです。変化を好まず、仕事や生活の中に新しいものを取り入れようとするのは苦手のようです。

しかしここに挙げたようなことは、大まかにみると日本人の国民性を表しているようでもあり、果たして山形県人の「県民性」といえるかは疑問です。

出生届け

貴説羽春《きせつははる》さん（八十三歳）が受診しました。健康診査票に記載されてある生年月日を見ると昭和五年六月二十一日となっていました。「春《はる》さんは六月生まれでも『春』ですね」と言いますと、「先生、私は生まれたのは本当は三月なのです。親は私が順調に育つかを確かめるために三カ月間様子を見てから六月に出生届けを出したそうです。このようなことは昔は普通に行なわれていたと親から聞きました。生まれた赤ちゃんの唇が赤くなるまでは役場に届けないというのが、この辺りでは当時の習わしだったようです」とのことでした。

春さんが生まれたのは山形県北村山郡大石田町次年子《じねんご》でした。次年子は葉山《はやま》（標高一四六二メートル）の山麓で県内有数の豪雪地帯の村です。次年子という地名の由来は、雪深い村なので、冬に生まれた子どもの役場への出生届けは、雪が解ける翌年の春になってから行なったことからこのような地名がついたと言われてきました。なお最初は二年子という地名だったのが、後に次年子と改められたという説もありますが、真偽のほどはわかりません。

当時の医療技術では、現代とは違って乳児の死亡率が高く、生まれたばかりの赤ちゃんには、まともな産着も着せず、名前もつけずに七日目まで見守り続けました。赤ちゃんに異常がないことを確かめた上で、名づけしてもらい、ようやく一人の人間として家族の一員に迎えられたのです。

その名残りがお七夜という節目です。お七夜とは出産には至ったものの、すぐ亡くなる赤ちゃんが多かった昔、赤ちゃんが生後一週間を迎えられたことを祝って始まった赤ちゃんの誕生を祝う行事となりました。赤ちゃんが生まれた日も含めて、七日目にお祝いをする習わしの始まりです。

現在と比べて、当時の医療水準はいかに低かったかがわかると同時に住民の生活の知恵が理解できます。

風の読み方

子どもの頃、下駄を飛ばして下駄の裏表で明日の天気を占う遊びがありました。「表」が出たら晴れで「裏」が出たら雨です。科学的根拠はゼロですが楽しい遊びでした。

各地方に天気の読み方があります。たとえば津軽では西が曇れば雨になる。すなわち岩木山に雲がかかれば雨になるというのです。また青森県内で「雨返し」という言葉が使われますが、これは冬に寒さが緩んで雨が降った後、吹雪になることをいいます。寒さが緩んで雨となるのは、低気圧が接近して暖気が入ってくるからで、この低気圧が通過すると、冬型の気圧配置となって吹雪となります。

日本海を進んだ低気圧が発達しながら北海道付近を通過するときに「雨返し」が顕著に現れます。山形は盆地で四方が山に囲まれているので、晩秋に蔵王山《ざおうさん》（一八四一メートル）、月山《がっさん》（一九八四メートル）、葉山（一四六二メートル）に雪が降ると「峰周り」と称し、平野に雪が積もり始める予兆であるために住民は冬支度を始めます。

天気には風がつきものです。日本には四季があり、季節毎に、また地方毎に風の吹く方向が異なるので、風の呼び方の違いを調べてみました。

東風《こち》＝春に東の方から吹いてくる風のことで、東風、春風、梅東風《うめごち》、桜東風《さくらごち》、雲雀東風《ひばりごち》などと時期に応じた名をつけて呼ぶこともあります。

南風《はえ》＝山陰、西九州地方でよく用いられる南風の呼名です。梅雨の初めの黒い雨雲の下を吹く黒南風《くろはえ》、梅雨の最盛期の強い南風の荒南風《あらはえ》、梅雨明け後に吹く白南風《しらはえ》（「しろはえ」ともいいます）などといわれます。

西風《ならい》＝東日本の太平洋側で吹く冬の季節風のことで、「ならひ」とも呼ばれます。冬の卓越風（ある一地方で、ある特定の期間に吹く、最も頻度が多い風向の風）は地方によって風向が異なり、北東風、北風、西風などさまざまです。

北風《あなじ》＝冬に西日本で吹く強い北西季節風のこと（「乾風」とも）で、「あなぜ」、「あなし」とも呼ばれています。「北風の八日吹き」、といって陰暦十二月八日に荒れ模様になることなどがこの風の特徴です。

山背《やませ》＝山背は六月〜八月ごろ、北海道・東北地方・関東地方の太平洋側に吹き付け、海上と沿岸付近、海に面した平野に濃霧を発生させます。

この風は、冷たい親潮の上を吹いてくるので、冷たくて湿った風となり、長く吹くと冷害をもたらすことがあります。特に、田んぼで育てる稲にとっては、穂が出たり開花したりする大切な時期なので、山背によって気温の低い日が続くと、大きな被害が出てしまいます。昔から「冷害風」とか「餓死風《がしふう》」と呼ばれて恐れられている風です。

白鳥にも好みの田んぼが……

十月中旬を過ぎると、毎日のようにたくさんの白鳥がそれぞれ群れをなして、酒田市郊外の最上川《もがみがわ》を目指して飛んできます。田んぼが広く障害物がないため、安心してエサを食べられる環境も白鳥が好んで飛来する理由のひとつでしょう。

白鳥は群れをなして、朝六時半頃からねぐらの日本海河口の最上川畔を飛び立って採餌するために庄内平野へ向かいます。採餌を終えた白鳥は太陽が西に傾く頃、方々から三々五々ねぐらに戻ってきます。

庄内平野は遠くに鳥海山《ちょうかいさん》を眺めて見渡す限り一面が田んぼで、よく見ると餌となる落ち穂が沢山田んぼに広がっています。圃場整備された田んぼは、刈り入れが終わると水がなくなり乾田となってしまいます。乾田となった田んぼには、落ち穂をもとめて白鳥が飛来します。その理由は餌が豊富にあるからです。

稲刈りをした田んぼには、落ち穂がたくさん落ちています。稲を刈ったときや、稲を縛ったときに落ちたものです。今の稲刈りはコンバインで一気に刈り取ってしまい、刈り取りと同時に脱穀して稲わらと籾に分けて籾だけを袋詰めにして乾燥機へと運びます。コメの価格が安いうえ落ち穂を拾う人手もないので、刈り入れの終わった田んぼには落ち穂が残ってしまうことになります。白鳥の主食は田んぼの落ち穂なので、これを白鳥は見逃しません。

現在のコンバイン収穫では、落ち穂が一平方メートルに約千粒（約一〇グラム）なので、一〇アールあたり約一〇キログラムにもなります。一羽が一日に食べる落ち穂が一〇〇グラムとすると、一〇アールで約百日分の食べ物が恵みとして提供されているのです。

しかし霜が降りる頃になると、田んぼの落ち穂は少なくなります。雪が積もる頃になると、白鳥がたくさん入る田んぼとあまり入らない田んぼに分かれます。白鳥は水鳥なので、水がたまっている田んぼ（冬みずたんぼ）を好みます。また水がない田んぼでは生き物はいません。冬みずたんぼには冬でも水がたまっているので、微生物やミミズなどの虫が稲株や有機物を分解し、栄養のある土をつくっています。

田んぼの虫は白鳥やサギなど鳥のエサとなり、恵みを提供しています。白鳥の一番の好物はマコモの茎や根です。他にも落ち穂や水中の藻などを水と一緒にすくいながら食べます。そのために白鳥が入る田んぼと入らない田んぼに分かれてしまうのです。

パトカーと警告灯

普段自家用車を運転していて、特に違反している訳でもないのに、回転灯が点灯しているパトカー（パトロールカー）に背後から接近されるとドキッとします。そこでふと素朴な疑問が湧いてきました。パトカーが警告灯（赤色回転灯）を点灯してパトロールするのはどのようなときなのだろうか。というのは警告灯を点灯した状態で警察官がコンビニで買い物したり、どう考えてもパトロール中とは思えない走行時に、警告灯を点灯しているのを目撃することがあるからです。

回転灯を点灯させサイレンを鳴らしている場合は、当然緊急走行中と理解できますが、回転灯だけを点灯させ、法定速度を守って走行しているパトカーをよく見かけます。

道路交通法の「緊急自動車の要件」第十四条によると、前条第一項に規定する自動車は、緊急の用務のため運転するときは、道路運送車両法第三章及びこれに基づく命令の規定により、設けられるサイレンを鳴らし、かつ、赤色の警光灯をつけなければならない。ただし、警察用自動車が法第二十二条の規定に違反する車両又は路面電車を取り締まる場合において、特に必要があると認めるときは、サイレンを鳴らすことを擁しないとあります。

第二十二条には、車両は、道路標識等によりその最高速度が指定されている道路においては、その最高速度をその他の道路においては政令で定める最高速度をこえる速度で進行してはならないとあります。

つまりスピード違反に関することなので、スピード違反のクルマを取り締まる場合にはサイレンは必ずしも必要ないということになります。一般的には、追尾しながら違反者の速度測定をする場合はサイレンを鳴らす必要が無く、回転灯の点灯だけで緊急走行ができるということです。

そうすると、一般道で回転灯を点灯させ、法定速度で走行しているパトカーは防犯目的で巡回していると解釈してよいようです。回転灯を点灯させながら背後に迫って来るだけでドキッとしてしまうくらいだから、街中をパトカーが回転灯を点灯して走行するだけでかなりの防犯効果があるようです。

この考えから判断すると、警告灯を点灯した状態で警察官がコンビニで買い物していたように見えたのは、コンビニ内をパトロール中だったのかもしれないし、またどう見てもパトロール中とは考えにくい走行中の警告灯の点灯も、市民にはわからない警察官独特の感覚でのパトロールだったのかもしれません。

つけぎ

戦後まもなくの頃は、冠婚葬祭のときに頂いたごちそうや、家庭でつくったごちそう、あるいはお菓子などを近くの親戚や隣近所にお裾分けをする風習がありました。あの頃は食べ物が貧しいのにもかかわらず、お互いに喜びを分かち合うという純粋な思いで、隣近所付き合いがあったように感じられました。お裾分けにと入れてきたお重やお皿を、母はすぐにきれいに水洗いし、その中につけぎを一枚入れて「ありがとうございます」と言ってお返ししました。

つけぎは昭和三十年頃まではどこの家にもあったと思いますが、一部の地方では昭和四十年頃までは使われていたようです。子ども心にどうしてつけぎを空になったお重やお皿に入れてお返しするのかがわかりませんでした。お重やお皿を空で返すのは失礼であるという気持ちの表れかもしれませんし、またこのような行為はこの地域の風習なのだろうと勝手に思い込み、そのわけを母に聞くこともなく月日は過ぎてしまいました。最近になって空になったお重やお皿につけぎを入れて返すわけを知りたくなりました。

つけぎは広辞苑によると「スギやヒノキの薄片の一端に硫黄を塗りつけたもので、火を他の物に移すのに用いた」とあり、この「つけぎ」は「付け木」であり、また「硫黄木」とも書いたとありました。そこで昔の人は付け木の「木」を「気」に置き換えて「付け気」として、これを気配りと解釈し、また硫黄を「祝う」に置き換えて、空になったお重やお皿をお返しするときにお裾分けしてくれた人の気配りに対して祝福があるようにとの謝意の気持ちを、つけぎに託して添える行為になったのではないかと推察しました。この推察に大きな誤りがなければ、昔の人は謝意を表すのに知恵を働かせて身近にあるモノを用いて対処したことに感心します。

最近は隣近所にお裾分けすることも少なくなってきました。その理由として日本全体が飽食になったことや、核家族や共働きなどの影響もあり、隣近所との付き合いが疎遠になってきたことなどが考えられます。それにオール電化などでマッチを使わなくなったので、つけぎの必要性はなくなりました。昭和生まれにとって、隣近所を結びつけたつけぎの存在が懐かしく感じられます。

ひょう干し

子どもの頃、我が家ではお正月三が日の料理の一品にひょう干しの煮物がありました。「今年はひょっとしてよいことがあるように」との願いを込めて食べなさいと親に教えられ、さらにお正月六日には「今年はむびょう（無病）であるように」と願って必ず食べました。逆にお正月四日は「しびょう（死病）」を煩ってはいけないと、縁起をかついで病《やまい》をさけるために食べませんでした。

「ひょう」はスベリヒユのことで雑草なので、田んぼの近くや畑、自宅の庭などに繁茂します。ひょうを土用の頃まで畑にそのまま放置しておくと、生命力が強いので畑はひょうのジャングルになってしまいます。

ひょうを採取し、熱湯でさっと茹でたものを天日に干して完全に乾燥させてできあがったのが「ひょう干し」です。昭和二十年代に母から、「ひょうは土用の頃に干すのがよい。その時期に干したひょうが一番うまい」と教えられました。

冬期間の野菜が貴重だった村山地方では、さまざまな野菜や山菜を夏の間に干して乾物にしました。ひょうはひょう干しとして保存が利くように加工して、雪の降る冬にこれらを調理して食べるのが一般的でした。

ひょう干しには特別な味はないので、ゼンマイと同じように水で戻して煮物などにして食べます。このひょう干しの煮物には干した食材特有の風味と食感があり、食べ慣れた人には美味しく感じられますが、食べたことのない人にどんな味なのかを伝えるのは大変むずかしいことです。今の時代では際だって美味しいとは言いがたいので、つくる手間を考えれば食卓から消えつつある家庭料理の味です。

村山地方でも若い人は恐らくは食べないだろうし、戦後の貧しかった食卓を思い出させる食べ物なので、年配の人でも調理しない人が多いようです。しかし私にとっては雪の中で生活し育ったことを思い出させてくれる貴重な食べ物です。

スベリヒユという雑草を食べるのは山形県内だけなのかと調べたところ、ギリシャやトルコを中心にヨーロッパの人たちや北アメリカの先住民も紀元前から食べていたようで、またフランス料理の食材にもなっているようです。ギリシャやトルコでは、生のままで好みのドレッシングでサラダにして食べるとあります。

どうしてひょう干しの煮物を山形県内でしか食べないのかは謎ですが、ひょう干しは地元のスーパーでは一般野菜と並んで堂々と売られていることから、山形県の郷土料理の食材の仲間入りをしていることに間違いはありません。

そば打ち

軟弟茂出起流《なんでもできる》君は中学校からの親友です。彼は大学卒業後一流企業に就職し、それなりの地位まで到達して大過なく定年を迎え退職ました。退職後は書道、篆刻《てんこく》、版画の趣味を友にして優雅な日々を過ごしています。趣味のいずれもが玄人の域に達し、毎年個展を開いて多くのファンに感動を与えています。

その彼が数年前からそば打ちを始めたと仄聞《そくぶん》していました。今年になって彼から「私が打ったそばを食べにきてください」と招待を受けました。男子が厨房に入るのが最近の流行で、それに趣味で始めたとのことだったので、あまり期待しないで伺いました。彼が打ったそばをおそるおそる食べたらコクといい、味といい私はこれまでに経験したことがない、舌の感触で驚いてしまいました。食後に彼からそば打ちの極意を聞き出しました。

そば打ちで最も気をつかうのはそば粉の選定であると教えられました。彼はそば粉の買い出しから盛りつけまで、すべて自分一人で行なっているとのことでした。必ず国産の寒冷地で生産されたそば粉を使用することが決め手だそうです。優良な産地はいくつもありますが、福島産の収穫したそばの実がまだ黒っぽい殻をかぶった状態のまま粉にしたのが最良と教えてくれました。

一般的には、味や風味にばらつきがないように優良銘柄を適度にブレンドして使っ

＊　コクとは旨味をもつ素材が合わさって、相乗効果によって表れた奥深い旨味をいいます。コクは、味、香り並びに食感による複数の刺激で引き起こされる現象であると考えられます。コクには、味だけでなく、香り、食感によるすべての感覚が関わっているといえます。

ているようですが、彼はまったくブレンドすることなく、何種類かを味わって気に入った銘柄のそば粉を見つけて使用しているそうです。

そば打ちの手順は教科書どおりで、そば粉に水を入れて捏ね、その後固めてお飾り餅型にして手で延ばし、さらに麺棒で延ばします。下地ができたらそば包丁でそば麺体を切ります。

ここからが大切な工程で、そばを茹でるには大きめの鍋を用意し、お湯をたっぷりと入れて茹でます。通常二リットルほどの鍋で一人前を茹でることが出来るので、人数が多い場合は人数分を繰り返し茹でます。鍋に水を八分目くらいまで入れて、沸騰したらそばを解《ほぐ》しながら入れます。再び沸騰したら一分程度で茹で上がるので一気に取り出します。

茹でる際には、そばを切らないようにするためにお箸などでかき混ぜないように心がけます。そばの茹で方の心得として、鍋の中でそばが泳ぐように火加減を調整します。茹で上がったそばを氷で冷たくした水を入れたボールに一気に入れて引き締めます。こうすることで、歯応えと風味が出ます。そして、洗い流してから「ざる」などに盛るようにします。

薬味は原則添えませんが、好みによっては山葵《わさび》や辛味大根、刻みネギなどを添えてもかまいません。

結局はよい素材を選ぶことと茹で方に気を遣うことが決め手であるとのことでした。

戸田のうちわ餅

弘前《ひろさき》市銅屋町《どうやまち》の五重塔がある最勝院《さいしょういん》の裏手に「うちわ餅」を売っている、戸田《とだ》うちわ餅店があります。いつの頃から営業を始めたのか詳しいことはわかりませんが、地元の人なら誰もが知っている昔からのお店です。店の外観はお世辞にも立派とはいえず粗末な構えですが、外観とは裏腹にひっきりなしにお客さんが買いにきます。

弘前では子どもからお年寄りまで幅広く愛され続けているうちわ餅、昔ながらの手づくりの一品、特に餅にかかった蜜入りのなめらかで濃厚な黒胡麻のタレは正しく伝統の味です。

うちわ餅とは、羽二重餅のように甘く柔らかい餅を串に刺して、たっぷり黒蜜ゴマダレにくぐらせた団扇《うちわ》の形をした餅菓子です。黒蜜入りの濃厚なゴマダレは秘伝のタレで、丁寧に胡麻を炒って、擂って、継ぎ足しでつくるのだそうです。

一日二百個つくられるうちわ餅は、午前中にはなくなってしまうと噂されるほどの人気です。一串一二〇円で販売しており、注文してからタレにくぐらせ、舟形の入れ物に入れてくれます。包み紙もこの十数年は変わらないままです。

このうちわ餅は翌日には硬くなってしまいますので、当日に売り切れる量だけしか製造していません。そのため、朝九時開店にも関わらず、早いと十時過ぎには売り切れてしまうこともあります。

津軽は朝夕の寒暖の差が激しく、十月には分厚い鉛色の雲が街全体を覆い、太陽を完全にさえぎってしまい、まるで師走の雰囲気です。人は寒いと「だんご」より「餅」を食べるようです。ですから、だんご屋は雪が降ると売れ行きが落ちます。だんごは暖かい春になると食べたくなります。おそらく弘前の人々は、寒さを凌ぐために、自然にだんごより餅を選んだのだと思います。

餅は、体温に近い四〇℃以下に下がると硬くなる特性があります。たとえ熱々に調理されたお餅も、口に入れて体温より低い温度になると硬くなります。また口の中で、喉の粘膜などにくっつきやすくなります。気道の入り口に餅がくっつき剝がれない場合、窒息につながる危険があります。

一方、口腔内や喉の機能は加齢とともに変化してきます。歯が抜けたり、入れ歯になることで噛む機能が低下し、また唾液の分泌量が減ることで、食べ物が飲み込み難くなります。他にも口腔内の感覚が低下したり、加齢により喉頭が下がってしまい、食べ物が喉を通るときに気道を塞ぎきれずに、食べ物が気道に入り込みやすくなるなど、食べ物を食べて飲み込むための機能が低下します。

餅が硬くなってくっつきやすくなるという特性と、高齢者の食べ物を飲み込む機能が低下するという傾向で、高齢者の餅の窒息事故が起こりやすくなるのです。

高齢者は丸呑みしても大丈夫なくらいの大きさ（小さめ）に切って食べるようにしましょう。小さくカットしても、口に沢山含むと大きい餅を食べたのと変わらない状態になってしまうので要注意です。小さくしても、急いで飲み込むことをしないで、しっかり噛んでから飲み込みましょう。もちろん、噛む機能が未熟な幼児や大人でもドライマウスなどが気になる人は、餅を食べるときには十分に注意しましょう。

第三章

医師の心得

尾太鉱山《おっぷこうざん》

医学部六年生（一九六七年）の公衆衛生[*]の実習で、衛生環境を知るために尾太鉱山の坑道内の見学に行きました。尾太鉱山は弘前から約二〇キロメートルの白神山地《しらかみさんち》の北東の一角にあり、銅のほか鉛、亜鉛が採掘される鉱山でした。最盛期には鉱山では二三〇〇〜二四〇〇人ほどいました。

衛生環境についてはまったく無知であったため、教授の引率で級友とピクニック気分で貸し切りバスに乗り、陽気な気分で目的地に到着しました。ヘルメットをかぶり、会社側の説明役の人に案内されて坑道に入ると、坑道内は裸電球で明るさが保たれ、幅は九〜一〇メートルくらいの広さがあって、しかもトロッコ用の線路が敷かれてあるのに驚きました。それまでは、坑道は狭く薄明かりの中で採掘するのだろうと勝手に想像していたからです。

実習の目的は、酸素欠乏、致死性ガスの発生や眼球結膜を損傷させる腐食性ガスの発生のチェック、ライトや電気機材から発するスパークで引火爆発する引火性ガスの存在や粉塵爆発の危険性の有無などです。そのほか、重い石の崩落、照明器具を装備しても光の入らない坑内のため、目が暗闇に慣れても物を見間違って遭遇する空間での事故、有害な生物の生息、地下水の急激な増加などと、坑道内の環境は非常に大きな危険性をはらんでいることを知るためだったのです。

現在ならばさらに坑内の環境温度、湿度、塵埃の程度などが問題になるのかもしれませんが、当時は照明度くらいしか問題にしていなかったようです。この実習で劣悪な環境を改善することの大切さを知ることができました。

このときの経験が、臨床医になってからも役立っています。具体的には大気汚染と気管支喘息、花粉症等の呼吸器・アレルギー疾患の関連や、子どもの食べ物として有機農業で栽培された食品の採用などです。病気が発生する要因あるいは誘因に、環境問題の関与を念頭に置かなければならないことを教えてくれました。

＊　公衆衛生は、地域の疾病予防と健康増進を目標とする応用科学であり、環境衛生は人間の身体の発育、健康及び生存に有害な影響を及ぼし、あるいは及ぼす可能性のある人間の物質的な生活環境においての一切の要素をコントロールすることです。

大晦日の当直

私の医局員時代は、大学病院では当直医に検食という名目で夕食が提供されました。当時の配膳時間は四時半から五時でしたが、食事内容は患者さんの普通食なので量は少なく、そのうえ冷めていて美味しくはありませんでした。それでもないよりはましなので我慢して食べたものです。

昭和四十五年の頃のことです。大学病院での正月三が日の当直は独身の新米医師が担当するということが、私の入局した医局では暗黙の不文律でした。軽症の入院患者さんはこの期間は外泊が許されたので、入院患者さんの数は通常の七〇％以下になりました。それでも重症者の点滴処置や呼吸管理など患者さんへの対応は結構忙しく、緊張感は普段と変わりありませんでした。

大晦日の晩の夕食は通常より早めに食べ、ＮＨＫの紅白歌合戦を観て元日を迎えました。いつものように朝食を食べようと病院内の食堂に行ったところ休業のお知らせの紙が貼ってあり、そのときはじめて食堂が休みなのに気がつきました。慌てて病院内の売店に行ってみましたが売店も閉まっていました。

八時三十分に元日の日直医と交代した後に、不吉な予感はしましたが、開いていることを祈りつつ病院前の食堂に行きますと「賀正」と書いた紙が貼ってあり、ここも戸は固く閉まっていました。とにかく元日は街に人通りはありますが、食料品を売るお店はすべて閉店でした。こんなことなら大晦日の晩に食料を買いだめしておけばよかったと思いましたが後の祭りでした。結局、朝、昼、夕の食事にはありつけず、部屋に戻り一日中水とお茶だけで過ごしました。

二日になって、空腹でふらふらしながらも初売りが始ったお店でようやくパンやお煎餅を買うことができたときは、嬉しさのあまり恥も外聞もなくモクモクと立ち食いをして、味を確かめることもなくお腹に詰め込みました。

正月三が日が過ぎ、病院は通常の診療に入ったので、医局も賑わいを取り戻しました。新年会の挨拶で「大晦日は当直だったので、元日は三食とも食事にありつけなくて今年のお正月は最悪でした」と言ったところ、先輩の先生が「元日は弘前駅に駅弁を買いに行けばよかったのです。駅弁は列車が走っていれば必ず売っています。あなたにそのことを教えておかなかったかな」と言われました。そういったことを年内に聞いておけばよかったと後悔しました。当時は回転寿司などの外食産業やコンビニもなかったので、おにぎりなどの軽食にもありつけませんでした。

今では元日から外食産業が開いており、もちろんコンビニは三六五日開いているので、食べ物にありつけないなどということは考えられませんが、当時を思い出しては医療の進歩もさることながら、当直医の食事事情も変わってしまったことだろうと推測しています。

素手で診察できる医師を目指して

「素手で診察できる医師になれ」と故恩師泉《いずみ》幸雄《ゆきお》教授に指導されました。医学教育、特に内科診断学で視診、聴診、問診、触診を教わりました。

視診、聴診、問診、触診は臨床医の基本中の基本です。一つの症状や一つの所見だけで診断できるほど生体は単純ではないので、できるだけ多くの所見を組み合わせることにより、より確かな診断が得られることは明らかです。

研修期間を通じて視診、聴診、問診、触診を試み、正しい診断ができるように励みましたが、なかなか進歩は見られず、次第に補助診断であるはずの検査に頼るようになっていきました。それを助長するかのように医療機器の改良進歩もめざましく、見方によっては医師は医療機器の操作技師であるようにも思えます。患者さんの方も医師の診断技術の拙さを見透かすかのように「先生！　検査してください」と言います。検査をする先生は良医で、検査をしない先生は時代遅れと見なされてしまいます。

医学の長足の進歩により、診断の精度は非常に高くなりました。だからこそ基本となる内科診断学の知識で、広く浅く身体の変化を捉えることが大切なのです。そこから医療機器を利用して確定診断することが望ましいと考えます。

視診は、患者さんが診察室へ入ってくるときの歩き方から始まり、表情、体格、栄養状態、皮膚の色・つや、腫れ、変形、皮疹の有無、粘膜や舌の状態などを観察します。

視診で意外と見逃しやすいのが、舌を診ることです。生体の変化がどうして舌に表れるかについてはわかりませんが、東洋医学では体の変調を舌の所見から判断することがなされてきました。

体の変調、とくに消化器系の異常と舌の所見との間の因果関係を知るには科学的な裏付けが大切ですが、いまのところ十分に解明されていないので、臨床経験を積み重ねて明らかにすることが必要です。これが実証されれば、診療の現場では患者さんに肉体的にも経済的にも大きな負担をかけなくて済むので大いに価値があります。さらにその診断を元に生活指導までできれば理想です。

舌は心身の健康状態が反映されやすい全身の鏡とも言われています。舌を診るとは、舌質（舌そのもの）と舌苔（舌の表面に着いている苔）を診ることです。

舌質には舌体と舌形があります。舌体は舌の色や性状などで、舌体の色には淡白、淡紅、紅、紫色（青紫、赤紫、淡紫、暗紫）、それに黒色、白色があり、正常の舌体の色は淡紅色です。舌形には肥大、歯痕、裂紋、点刺などがあります。肥大とは舌体が口の幅くらい大きく、ぼってりとしていることです。歯痕とは舌体の周辺に歯の痕が波状に残っていることです。裂紋とは舌体の中央に亀裂（溝）があることです。点刺とは舌体の表面に現れる点状の隆起です。

舌苔は舌体の表面の苔で、色や厚さなどの所見です。舌苔の色には白苔と黄苔があります。さらに舌苔には苔の厚さが薄く舌体が透けて見える薄苔、苔が厚くて舌体が透けて見えない厚苔、苔が脂を帯びたようにべったりとしている脂苔、苔の剝落が部分的で世界地図のように見える地図状苔があります。これらの所見を組み合わせて診断します。

正常な舌の状態とは、舌体の形は大きすぎず小さすぎず、舌体そのものの色は淡紅色で、舌苔は薄く白い状態です。

舌体は軽度に肥大して周囲に歯痕（歯形）が見られ、舌尖と周辺には紅の斑点があり、それに舌苔は薄く白い所見があれば体の抵抗力が低下していると診断し、風邪を引きやすい傾向にあると考え、冷たい飲食物を控え、適度な運動を行ない抵抗力を高めるように指導します。

舌体は肥大して周囲に歯痕が著明で、舌苔は厚く白い所見があれば血液の循環が悪く、末端の血管まで血液が十分に行き届いていない血行不良の状態と診断し、身体を温める飲食物を積極的に摂り、風呂やサウナで身体を温めて発汗して、体内に滞った過剰な水分を排出するように指導します。

舌体は肉厚で、しかも暗紅色、それに舌苔は透明な粘液状の所見があれば、手足や腰などがいつも冷たく感じる冷え性と診断し、冷房や生もの、冷たい飲食物を避け、身体を温める飲食物を摂って体質を改善するように指導します。

舌体は肥大して周囲に歯痕が著明で、舌苔は厚く黄色い所見があれば食生活の乱れと診断し、具体的には辛いものや脂っこいもの、カロリーの高いものを控え、お酒を飲み過ぎないように食生活の見直しを指導します。

舌体は肉厚で周辺は紅色、舌苔は厚く白い所見があれば、自律神経のバランスのくずれによる不眠症や不安神経症などの疾患が疑われるので、エアコンの設定温度や冷やしすぎに注意するように指導します。

舌体は紅色で、舌苔は厚く黄色い所見があれば糖分や脂肪の摂取過多と診断し、甘いものや脂肪を控え、消化のよい食事を摂るように、具体的にはウーロン茶・緑茶などを多めに飲むように指導します。

舌体は紅色で、舌尖は赤い斑点がはっきりとした所見があればいちご舌と診断し、生活環境の改善と適度な運動によるストレスの解消に努めるように指導します。

舌体は青紫色で裂紋が多い所見があり、舌苔は乾燥していればストレスによる影響と診断し、ストレスを解消するために適度の運動を勧めます。

舌体には特異な所見はないが、舌苔がところどころ剝がれて舌体が紅色に見える所見があれば舌苔剝離（地図状舌）と診断し、食事の栄養バランスを見直すように、特にビタミン類欠乏の有無をチェックするように指導します。

これらの診断に問診などを組み合わせて、生活指導が自己満足に陥らず、患者さんのためになれるように現在も努力中です。

医師の格言

日常の診療で気をつけなければならないことで、医学部の講義で語られなかったことや医学書に載っているかどうかの微妙なことについて、研修医時代に先輩医師から教わった格言的なことがあります。

外科医はアッペ（虫垂炎）に始まり、アッペに終わる

これは外科医を志す若き研修医に先輩医師がよく言って聞かせる教訓です。アッペは昔から新人の外科医がはじめてメスを持たせてもらえる初心者用の疾患ですが、時としてガンの手術以上に非常に難易度が高くなる疾患でもあります。

「たかがアッペ」とあまりにも軽く考える風潮はいまなお強いですが、そこに大きな落とし穴があることを肝に銘じてこれからもメスを握っていくべきです。

皮膚科医は軟膏塗りに十年

「軟膏は直接皮膚にのせてからのばす」のです。軟膏はやさしくのばすだけで、決してすり込まないようにします。軟膏は皮膚に十分な量がついていれば、すり込まなくてもしっかりと皮膚の中に滲み込んでいきます。皮膚（表皮）の厚さは一ミリメートルもないので、すり込んでしまうと軟膏を塗っているつもりがこすっていることになるので皮膚の病変は改善しません。

塗る量は、本人の人差し指の指先から第一関節までの軟膏量で、これは大人の手のひら二枚分に相当する量です。これはティッシュをのせるとティッシュがくっつくくらいの量です。

基本的な塗り方を覚えたところで、おおまかな身体の部位で塗り分け方を覚えます。顔と体幹では皮膚の厚さが違うので、顔と体幹のお薬は基本的に強さが違います。顔は体幹に比べて皮膚が薄いので、顔のお薬のほうが弱いと覚えることです。しかし皮疹の重症度は、見た目の赤みや茶色みで決まるのではなく「触った感じ」で決まります。

小児科医は「穴を診よ」

その穴とは目、耳、鼻、口、おへそ、おちんちん、それにお尻です。穴には炎症が隠されていることがあるからです。

突発する頭痛は、脳出血を疑う

何時何分に突然起こった頭痛とか、今まで経験したことのないような頭痛、あるいは後頭部を何かで殴られたような頭痛などと表現され、嘔吐を伴う突発性の頭痛は、くも膜下出血を疑います。

くも膜下出血は、脳を包むくも膜の内側の動脈のコブに圧力が加わり、破裂し出血して起こります。

長引く咳には心不全のことがある

肺に血液が滞留すると咳が出ることがあります。夜間に強くなったり、体を横にしたときに強くなる咳は、心不全の症状である可能性があります。

肺への過剰な血液貯留は急性肺水腫という重篤な状態をきたす可能性があり、その場合には速やかに適切な治療が必要です。

女性を見たら妊娠と思え

ある日突然、「おなかが痛い」と内科や外科を受診する女性がいます。これは子宮外妊娠といって受精卵が子宮内腔以外の場所で着床して発育している可能性がありま す。

どこの診療科の医師も女性の顔を見たら、「ニンシン」の文字を思い浮かべねばなりません。

老人の貧血は癌を疑え

貧血は体全体の血管中にある血液の量（循環血液量）の減少であり、通常はヘモグロビン*（血色素）濃度の低下をさします。高齢者の場合は男女を問わず一一・〇g／dl以下が目安となっています。高齢者の貧血では、胃や腸などの悪性腫瘍から少しずつ出血が続くことも考えられるため、定期的な健康診断と毎日の排便をチェックし、黒色便や血便が出ていないかを注意します。

高齢者で貧血のある人の基礎疾患は胃がん・悪性腫瘍三〇％、感染症一五％、消化管出血（悪性腫瘍を除く）八％、骨折七％です。

風邪《かぜ》は万病のもと

「風邪は万病のもと」には二つの意味があります。その一つは、風邪に似た症状が他の種々の病気（万病）の症状であることが多いということです。たとえば、急性肝炎、急性腎炎、悪性腫瘍、血液疾患などの初期症状は、熱が出たり喉の痛みからの咳や声枯れ、鼻水や頭痛、下痢や腹痛などの風邪症状に似ています。

もう一つは、風邪に引き続いて種々の病気が併発されることです。風邪の後に細菌が悪さを始めると、中耳炎、副鼻腔炎、気管支炎、肺炎などを起こします。アレルギーを引き起こすと、アレルギー性鼻炎、気管支喘息などが悪化します。

いずれにしてもカゼウイルスの症状は、どんなに長くても五～七日以上は続きませ

＊ ヘモグロビンとは赤血球中の鉄を含むたんぱく質で、肺で吸収した酸素と結合して身体のすみずみまで酸素を運びます。

んので、風邪に似た症状が一週間以上続く場合は注意が必要です。耳や鼻や気管支の弱い人は特に気をつけてください。

垢（アカ）も身のうち

垢は落とすまでは体の一部なので、大切なワックス効果を担っています。皮膚の角質細胞の細胞間には、セラミドやコレステロール、脂肪酸という脂質、角質細胞内にも天然保湿因子があります。これらの垢が乾燥を防ぎ、外部からの物質の吸収を防ぐ役割を果たしています。汗にしても、その主成分である尿素は貴重な保湿因子です。長湯して丹念に体を洗うのもほどほどに、洗いすぎは禁物です。

電話相談

約二十年前に青森放送ラジオで毎週火曜日の午後に子どもの健康や育児についての電話相談を約三年間担当しました。青森県内に相談内容と応答が生放送されるので、聴取者からリアルタイムで多くの反応があり、昼の時間帯としては聴取率は上々ですと局側からも喜ばれました。

ＮＨＫのように事前に相談内容を受け付けてあれば、わからない相談内容に対しては調べようがありますが、相談内容はすべてぶっつけ本番なので緊張の二時間でした。

相談内容をまずスタジオのアナウンサーが聞き、その質問に私が直接放送を通して応えるという方式でした。相談件数はまちまちで、年間を通すと新学期は多く農繁期は少なく、少ないときはスタジオでアナウンサーと育児の会話をしながら相談の電話を待ちました。相談内容で多かったのは夜尿症についてでした。特に小学校高学年での夜尿症は親御さんにとっては大きな問題でいつも深刻でした。

数年前から一、二カ月に一回、夜七〜十時に山形県の小児救急電話相談を担当させていただいています。対応の方法は質問者からの内容を担当の看護師さんが聴いて、そこで看護師さんが対応しきれない質問については、自宅で待機の医師が看護師さんへ回答のアドバイスをするということで、医師が直接電話口で質問者へ回答することはありません。

相談内容は救急ということなので、急な発熱や下痢・嘔吐への対応などの相談が圧倒的に多いのですが、時々気になる相談がありました。そのなかのいくつかを挙げますと、日中かかりつけの小児科を受診して三日分の水薬を処方してもらい冷蔵庫に入れておいたら、子どもが一度に全部飲んでしまったとか、解熱剤の座薬をいたずらして一度に三本挿入してしまったのでどうしたらよいかというような相談が結構あります。心情的には、親はなんとか責任の転嫁を望んで電話したことはわかりますが、私は即座に担当の看護師さんに「そのようなことを相談されても応えようがありません、親の監督責任です」と突き放したアドバイスをしました。

同じ電話相談でも、相談者と直接会話する方式か、看護師さんを介して会話する方式かの違いはありますが、いずれにしても直接対面をしないで、電話の向こうの相談者に無責任な対応が出来ないことは同じです。ここが電話相談の苦しいところです。

信用

過日、図書館で『山形県内の一〇〇年の商家』という雑誌を見つけました。これを参考にして山形市内の街の通りを歩いて、創業嘉永三年、安政三年、万延元年、文久二年、慶応二年などと書かれた商家の看板を目にしたとき「すごいことだなあ」と感心しました。

こんなに長く商家を続けられた秘密はどこにあるのでしょうか。商売を続けるのには後継者がいることが第一ですが、仮に後継者がいてもかたくなにこれまでの商売を続けていくことは、時代の変化もあって難しいことだと容易に想像できます。

商売は売り手と買い手があれば成り立ちますが、時代の変化で買い手に需要の変化があった場合、たとえばロウソク屋、油屋、下駄屋、船問屋などは特殊な例を除いて、現代では商売が成り立たなくなっています。このことを考えただけでも、同じ商売を何代も継続することの難しさがわかります。それでも、なかには名前は残したまま、本業から少しずつ他の業種にシフトして存続している商家もあります。

もう一方で、商売を続けることができるのは、商家である売り手と買い手である市井人との信用が重要であることがわかりました。商売とはお金を介して売り手から買い手に商品が移動することですが、買い手は売り手の商品価値あるいは商品の性能を信用して手にするのです。したがって売り手は商品を確かめてから買い手に渡すのが本来の姿でしょうが、そのような手段をとらなくても買い手が手にするのは、売り手を信用していることに他なりません。

その「信用する」とはどういうことかについて谷誠之氏は、何らかの実績や成果物を作成して、その出来栄えに対して評価することであると解説していて、信用するためには実績や成果物という過去の業績が必要不可欠であると述べています。信用するとは簡単に言えば確かであると信じることです。

「信用を失うのは一瞬、その信用を回復するのは一生かかる」という名言があります。信用を獲得するには長い年月を要し、これを失墜するのは一瞬です。これには言葉や行動が大いに関与します。日本では昔から「のれんを守る」とか「のれんを汚す」などという言葉があります。

医療を受ける人と医療を授ける人の間にも信用が関与してきます。新米の医師は患者さんから信用されるようになるには、学問に真摯に向き合うことは当然のこと、加えて数多くの実績を積むことです。

知識についても現状維持では退歩につながるので、ベテランの医師であっても過去の実績にあぐらをかくことなく、研修などの機会を利用して向上し続けることが、信用を保つことの条件ではないでしょうか。

信頼

信用と似た言葉に信頼があります。「信用」は一方的な思いであるのに対し、「信頼」は双方向的に、両者の関係性の中で築かれていくと理解されます。従って信頼関係とは言いますが、信用関係とは言いません。

信頼とは、その人の未来の行動を期待する行為や感情のことを指します。もちろん信頼するためには何らかの根拠が必要ですが、その根拠を見たうえで、未来を信頼するというわけです。信頼するとは簡単に言えば期待することです。そう考えると、信頼してもらうためにはまず信用が必要で、信用なしには信頼を勝ち取るのは難しいことです。

医師と患者さんをつなぐのは信頼です。両者間に信頼関係がなければ真の医療は成り立ちません。医師と患者さんとの間に信頼関係が生まれたとき、患者さんの満足度、治療への意欲が高まり、治療効果も増すと言われています。

患者さんとのよい人間関係を確立するためには、お互いが正しい情報を提供することです。初対面での礼儀正しさがよい人間関係を構築する第一歩です。具体的には「おはようございます」などと挨拶し、初診の患者さんであれば「今日はどうなさいましたか？」、再診の患者さんであれば「何か変わりはありませんか？」などと患者さんが自由に答えられるように質問を始めます。

医師は患者さんの訴えを親身になって聞いてあげるべきです。患者さんは真に受容的、共感的に悩みを聞いてもらうことで満足し、ときには問題が解決されることさえあります。初診の患者さんにとって医師と打ち解けた関係になるには、何回か診察の機会を積み重ねる必要があります。接する時間が同じであっても、医師が親身なほど患者さんの満足度は高いようです。

第四章

たかが健診、されど健診

たかが健診、されど健診

健診の意義

病気の多くは必ずしも加齢によるものではなく、生活習慣の歪みの結果としても起こることが明らかになってきました。言い換えれば、不健康な生活習慣を改善し健康的な生活を送っていれば、多くの病気を防ぐことができるということです。

健康診査（健診）を受けることで、自分の生活習慣が健康的かどうか、日常生活のなかでどのような点に注意すべきかがわかります。自覚症状のない病気も少なくなく、気づいたときには病状がかなり進行していたという例もあります。

ほとんどの病気は発見が早ければ早いほど、治癒する確率が高くなります。初期の段階で体の異常を見つけるためには、症状がなくても定期的に健診を受けることが大切です。自分の健康を守るためには、まずは自分自身の体に正面から向き合うことが第一歩です。しかしながら山形県の特定健診*の受診率は約四一％と五割にも達していません。

健診の位置づけ

医療を臨床医の立場から考えると、予防と治療に大別することができます。予防とは健康を損ねる因子を取り除くことを目的とした医療と定義されていて、この分野には予防接種・衛生教育・成人病予防・栄養管理・疫学的研究・社会調査・衛生統計などが含まれていて、健診は予防の分野に入ります。

受診者の気持ち

受診者が予防と治療を精神的、肉体的、経済的、時間的などの費用便益（cost benefit）の面から考えた場合に、予防に重点を置いた方が断然有利であることは明らかです。それでも健診を受けたくないというのが本音でしょう。これは受診率が低いことから容易に推察できます。

健診を受けたくない理由は、自分では痛いとか痒いとかの自覚症状はないのに、健

＊　特定健診とは四十歳から七十五歳未満を対象とする生活習慣病予防のための健康診査及び保健指導のこと。健診項目は、身体計測・血圧・血中脂質検査・肝機能検査・血糖検査・尿検査等です。

診の結果では異常所見が発見されることがあるので、健診を受けて「早期に発見されてありがたい」というより「健康と思っているので、発見されるのがおそろしい」という気持ちが生まれるからではないでしょうか。

健診には学校・職場や自治体が主導する健診があります。学校や職場での健診は法律で定められているので、受診者本人の意思で受診しているとは限りません。

診療医と健診医の違い

臨床医を診療医と健診医とに分けると、私見ですが診療医とは、何らかの体の不調を訴えた人を診察し、診断・治療を施す医師のことです。一方健診医とは、自分の体に異常があるとは認識していない受診者を診察し、健康か異常であるかを判断する医師のことです。

多くの臨床医は、医学部に入学したときから一人でも多くの病める人を癒やしてあげたいとの気持ちで診療医を目指して研修に励み、一人前になってからは診療技術の向上を目指して日々研鑽し、診療に従事している医師が大部分です。

最初から公衆衛生的立場で健診業務に自ら情熱を傾けようとする健診医は希です。

現実的には健診医は診療医を本業としながら健診をお手伝い的に考えている医師と、診療医を卒業し健診に従事している医師といえそうです。

診療医はそれぞれの疾患に対しての専門医（specialist）であり、健診医は受診者に総合的に対応する総合診察医（all round physician）といえるかもしれません。

診療医の大部分は、健診に従事する際にはこれまでの自分の診療の経験から従事できると考えているでしょう。実は私もその一人で、健診を行なうための手技を習得してから現場に臨もうとは考えず、これまでに習得した手技と診断技術で十分であると考えてきました。しかし健診の現場で受診者と対面したとき、自分がこれまでに経験してきた視診・聴診・触診などの手技だけでは不十分で、いかに診断技術が未熟であるかを痛感しました。従いまして、このことを謙虚に受け止め、診断技術の向上を図るために現在も手技の習得に努力しています。

健康の証明

「健康」という言葉を辞書で調べてみると、「体や心はすこやかで、悪いところはなく、肉体的、精神的、社会的に調和のとれた良い状態にあること…」と記載されています。

しかし、自覚症状はないが検査結果を含む他覚的所見に異常がある場合は、どのように判断したらよいのでしょうか。

健診医による診断

健診医による診断は、健康であるか否かを判断することなので、視診・聴診・触診などに加えて検査成績を参考にして、病気ではないが健康とはいえない場合や健康か否かの中間域、すなわちどっちつかずの範囲（gray zone）、そして明らかに不健康の場合があります。

健診医として避けなければならないのは過剰診断（overdiagnosis）と過小診断（underdiagnosis）です。これに役立つのが診療医として長らく診断に携わってきた知識と経験です。それゆえ健診医は総合診察医（all round physician）といわれるのです。

健診医の役割

健診医は病気を見つけることより病気の芽を見つけることが本務です。健診医は受診者に対して判定結果を対面で告げて、健康的な生活を送るように生活習慣について丁寧に指導することが重要な役割です。

健診医による受診者への判定結果の説明が不十分であれば、受診者に自分の健康に不安を抱かせることになりかねません。受診者は不十分な説明による判定結果に不安を抱くと、診察医による判定結果に不信感を持ってしまい、その判定結果を持って精査を希望し、病院や診療所を受診します。

診療医は「この程度の判定基準のデータでは病気ではないから受診しなくてもよい」と言いかねません。それは当然のことで、診療医は治療することが本務であるためにどっちつかずの範囲（gray zone）の診断は対象外なのです。

そうなると受診者はどうしたらよいのかと困ってしまいます。このような事態になると、健診の意義を間違った方向に進ませることになり、最終的には「健診は百害あって一利なし」などと論じる医事評論家の標的にされるのがオチです。

健診は、たかが住民に寄り添った診察行為かも知れませんが、されど成熟した社会維持に大きく寄与する重要な役割を担っているのです。

健診こぼれ話㈠　笑いは健康の源

平成二十一年四月から『やまがた健康推進機構』の嘱託医として山形県内の健診に従事させていただいております。村山《むらやま》、最上《もがみ》、置賜《おきたま》、庄内《しょうない》では気候風土は言うに及ばず、言葉も文化も少しずつ違う住民のみなさまとの対話のなかで、数多くのことを教えられました。なかでも自分なりに心にとどめておきたいことのなかから、少し取りだして述べさせていただきたいと思います。

何も飲むな

高齢者の住民健診の内科診察で誤嚥の有無を診断しようとして、「ゴクンとツバを飲んで下さい」と言いましたら、受診者から「先生、喉はカラカラでツバはでません」と言われました。そういえば高齢者は唾液の分泌は少ないということを思い出し、「ああ、それなら無理をしなくてもよいです」と言ったところ、「役場の保健婦さんから『胃がん検診を受ける人は、前の晩から何も飲んではいけません』と言われていたのでツバも飲まずに全部痰壺に吐き出していました。それが今になって、先生に『ツバを飲んで下さい』と言われたのでびっくりしました」と言うのでこちらがびっくりしました。

健診センターで配布した『胃がん検診や血液検査を受ける方へ』というリーフレットには、「前日はアルコールや脂肪の多い食品は控え、健診前十時間以内は飲食をしないで下さい」と記載がありました。受診者はこのリーフレットの中の「――飲食をしないで下さい」の部分をツバも飲んではいけないと理解したようでした。

確かに健診を受けようとすると前日からの禁止事項が気になります。しかも細かい字でいろいろ書いてあるので、高齢者でなくても読むのが億劫になります。もう少し大きな字でやさしい日本語で書いてあれば、少しは誤解を減らせて、不安なく検査を受けることができるでしょう。

来年も受診

八十三歳の高齢者の診察を終了したときに「来年も元気で受診して下さいね」と言いましたら、「先生も元気でね」と言われました。そう言われてハッとしました。この方も私も来年まで元気に生きているという保証はまったくありません。別の見方をすると、フランスのラ・ロシュフーコー公爵が「人は太陽と死を直視できない」と言いましたが、正しくそのとおりと思いました。

私はこれまで自分の死を直視することを避けてきました。しかし七十歳過ぎたらゴールに向かうのは誰もが横一線です。途中で脱落する原因は何だろうか。一般に老後に必要なことに3K、すなわち健康、お金、こころ（生きがい）があると言われています。

健康は規則正しい食生活と定期的に健診を受けることで、ある程度は獲得できます。お金については、国は飢えない程度の年金を支給してくれています。残るのは生きがいです。これには希望や趣味も含まれます。その人その人で生きがいは異なります。しかし、生きがいが違っても到達目標に向かって努力することに感動が生まれます。その感動こそが生きる力（生きがい）になるのではないでしょうか。

米国に留学したときにお世話になった小児心臓医のルドルフ教授が、私が帰国するときに、「人生は感動です」という餞《はなむけ》の言葉をくれました。当時私は三十代でしたので、ピンときませんでしたが、今になってあのときの餞の言葉が私の心を摑んで離しません。

たまり場

山間部の地域住民の健康診査（健診）に七十五歳以上の高齢者、すなわち後期高齢者が近隣の集落から多数集まってきます。受診者の大部分は足腰が弱ってきていて日ごろは外出する回数は少なく、そのために隣近所の方ともほとんど交流はありません。年一回の健診のときには町の福祉バスが受診者を自宅から健診会場まで運んでくれるので、健診会場の控室は寿会《ことぶきかい》のたまり場に一変します。

懐かしくてよもやま話に花が咲き、受診者同士は話に夢中で、笑ったりして楽しそうです。これだけでも健診に来た甲斐があったと理解してもよいようです。自宅ではテレビの画面が主な相手で、おそらく笑うことも少ないでしょう。顔と顔、目と目を合わせて大声で笑うことは、健康維持に何物にも代えがたいことなのです。

高齢者の健康維持に笑いが良いことはこれまでも言われてきました。一般に笑いには健康維持や治療改善に効果があると言われ、言い換えると、笑いにはストレスを解消し、緊張をやわらげる効果があると言われています。

まず笑いは血糖値を下げてくれます。また笑うと、生命活動を維持するために必要な自律神経に変化をもたらし、体内のさまざまな器官に刺激を与えます。この刺激が免疫機能活性ホルモンの分泌を促します。このホルモンの影響で免疫力をアップさせるナチュラルキラー細胞が活性化します。そのほか笑いは血圧を下げてくれます。笑うことで副交感神経は活発になり、結果として血圧の改善につながるのです。

よく笑う人は身体活動が活発な傾向にあるといわれています。笑うことで、リラックスした筋肉が動かされるからです。そのために横隔膜は刺激されて腹筋を引き締めてくれます。結果として、よく笑う人は身体活動によるカロリー消費が多い傾向にあります。

笑いは対人関係にも影響を及ぼします。「笑いは伝染する」と言われているとおり、笑うことで周囲のムードは協調的になります。そのため対人関係のストレスが減り、社会的な相互作用は改善される傾向にあります。

年代とともに声を出して笑う頻度は少なくなり、特に七十歳代以降はその傾向は強くなります。健診が高齢者の健康維持に一役買っていることは間違いありませんが、それ以上に高齢者のみなさんが一カ所に集まって大きな声で笑うことのほうが健康維持の源といえそうです。

健診こぼれ話㈡　ネコの遺産相続

仕事をしたい

波多楽《はたらく》さん（七十六歳）が受診してきました。「何か気になることはありますか」と尋ねますと、「約二カ月前に、主人から『今日からあなたは何もしなくてもよいから、じっくり休んでください』と言われ、これまで自分がしてきた食事の準備から掃除・洗濯に至るまですべてから解放されました。はじめは楽でよいと思い、テレビを見たり新聞を読んだりしてゆっくりと生活をしていましたが、日が経つにつれて退屈この上なく、近くに住む費真津布脂《ひまつぶし》さんとお茶を楽しんだりしても次第に飽きてきて、むしろ苦痛になってしまいました。先生！　うちの主人に、私から取り上げた日常の仕事を返すように言ってください」と懇願されました。

ちょっと視点を変えて考えると、中学時代に社会の授業で日本国民には三つの義務があると教わりました。それは、大人は子どもに教育を受けさせる義務、税金を納める義務、それに働く義務でした。当時は意味もわからず、国民の三つの義務をそのまま暗記しました。

波多楽さんからの懇願で急に五十年以上前に教わった国民としての義務、すなわち私たちには働く義務があるということを思い出しました。体調がよいときは頭脳の回転もよく、働きたいという気持ちが起こるのは自然のことです。しかし働く義務には年齢制限はないのでしょうか、それとも臨終まで働くことが義務づけられているのでしょうか。では、働かないでいわゆる年金生活をすることは、本当に国民の義務を果たさないことなのだろうかという疑問も湧いてきました。

そもそも働くとはどういうことなのでしょうか。「働く」の意味は辞書によると、「他者の負担を軽くしてあげる、楽にしてあげる」とあります。肉体労働をすることだけが働くことではないことがわかります。わかりやすく言えば、「働く」とは、社会のために仕事をすること、つまり「社会貢献」を意味します。

人に知恵を貸すことで、その人が精神的・肉体的に負担が軽減されるならば、これは立派な働きといえます。経験豊富な人がこれまで蓄積したノウハウを他人に伝授することも大いなる働きです。高齢者には若者より多くの知恵があるので、その知恵を若者に伝授することは大きな働きです。ほかにも、働くという行為には様々な種類があります。

たとえば政治家、官僚、公務員、教師や医者、職人や商人が、これまでに蓄えた知識や技能を社会のために発揮することは大きな働きです。また、芸術家、芸能家などが社会のために様々な付加価値を提供することも大きな働きです。

このように考えると、波多楽さんが何もしないことで、ご主人が家事をすることに喜びを覚えるならば、波多楽さんの何もしないことが、ご主人に対しての間接的な大きな働きと言えそうです。

扶養家族

「先生お願いします」と言いながら、辺戸《ぺっと》河衣《かわい》さん（八十四歳）が受診しました。「昨夜は眠れましたか」との問いに「ぐっすり眠れました」と応えました。そこで次に「辺戸さんは食事の支度は自分でするのですか」と質問しますと、「そうです。自分の分のほかに扶養家族の分もつくりますよ」と応えました。しかし家族構成の項目には一人暮らしと記載があります。疑問に思い「辺戸さんは一人暮らしではないですか」と問いただしたところ「ネコが五匹も同居しているのです」と応えました。

扶養家族とは、生活の面倒を見なければならない家族のことですから、ネコを家族の一員とみなせば確かに扶養家族です。辺戸さんにとって飼っているネコは家族の一員として必要不可欠な存在であり、ネコが家にいるだけで、辺戸さんは安心感と幸福感に満たされているのです。

辺戸さんは「いま心配なことは自分が死んだら五匹のネコがどうなるかということです。どうしたらこれらのネコが安心して生きていけるかを先生調べてくれませんか」と辺戸さんにお願いされました。軽い気持ちで「ちょっと調べてみましょう」と引き受けてしまいました。問題は辺戸さんの財産をネコは相続できるかということと、辺戸さんのネコをお世話してくれる人にどのように依頼できるかということです。

調べたところ、辺戸さんの財産を受け取ることができるのは人間だけでネコでは受け取れないことがわかりました。日本ではペット（ネコ）には相続権は認められていないのです。正しくネコに小判です。

たとえ扶養者である辺戸さんが遺言で、「私の全財産をこのネコに残します」と書いていたとしても、そのネコは辺戸さんの遺産を相続することはできません。それどころかネコ自身が辺戸さんの遺産として扱われ国庫に帰属します。しかし国が面倒をみてくれるわけはありません。おそらく、お世話をすることが不可能ということで、処分されることになるでしょう。

そこで発想を変えて，間接的にネコに遺産相続をさせるということが可能かどうか調べてみたところ、負担つき遺贈という方法がありました。簡単にいうと，遺産を与える代わりにその人に何らかの負担を課すということで、信頼できる人に財産を託してネコの世話のためにだけ使っていただくということです。ネコのお世話をしなくなったら，その時点で遺産相続は停止になります。

そこで大事なのは、辺戸さんはネコを親身になってお世話してくれる人を見つけることと、それを監視する人を選んでおく必要があるということです。結論としてネコに財産を残したいならば、あらかじめネコのお世話をしてくれる方を見つけ出し、その人に対して負担つき遺贈をする方法がよいと思います。

いずれにしても有意義な人生を送るには、いろいろなことを乗り越える必要があるようです。

健診こぼれ話㈢　眠れないときは

やめて下さい

色白の芽波長達子《めはながたつこ》さん（六十八歳）が受診しました。健康診査票の既往歴の欄に肝臓障害と記載がありました。視力は両眼とも〇・六で、コンタクトレンズ装着の項にはチェックはありませんでした。

私が「今、気になるところはありますか」と尋ねると、芽波長さんは「特にありません」と応えました。型どおり胸部の聴診を行ない、次いで貧血の有無をチェックするために「眼を見せて下さい」と言って、まぶた（眼瞼）の裏側を覆っている結膜を診ようとして下まぶたに手をやると、芽波長さんが「やめて下さい。コンタクトレンズが落ちるではありませんか」と怒りました。思わず「すみません」と言ってしまいました。

誰でも他人から顔を触れられるのはいやなことですが、特に目を触れられるのはいやなことです。しかし、内科診察で貧血の有無を調べるために眼瞼結膜を診るのは基本中の基本です。健康診査票のコンタクトレンズ装着の項にチェックがなかったので、あえて「コンタクトレンズを装着していますか」と聞かないで下まぶたに手をやったことは私のミスでした。

子どもの頃友だちと目尻を押さえて、「あがり目、さがり目、くるっと回ってネコの目」と言って遊び、最後にアッカンベーをしました。そのアッカンベーが貧血の有無を評価する診断に役立つことを内科診断学の講義で学んだときには驚きました。下まぶたをめくって、下まぶたの裏側の眼瞼結膜が薄い赤色もしくはピンク色なら貧血の心配はなく、うすいピンク色か真っ白であれば、赤血球数の不足による貧血が疑われるというのです。医学は身近なところに存在することを知り、うれしくなったことを思い出します。

内科診断では問診、視診、聴診、触診は基本ですが、医師の中には外来で受診者の顔を見ないでパソコンに向かいながら訴えを聞いて、そして肌に触れることもなくすぐに、「検査をして調べてみましょう」と言う医師がいます。受診者の顔を見てじっくり話を聞いてくれる医師が昔に比べると少なくなったと、受診者から不満の声が聞かれることがあります。

一方、高齢の受診者のなかには、医師に何を訴えたいのかわからない人もいて、問診が成り立たないことがあるのも事実のようです。そうかと思うと、医師に訴えを聞いてもらっただけで安心してしまう受診者もいます。高齢化社会での医療のあり方を真剣に考えなければならない課題です。

先生、眠れません

受診者のなかには「夜中に眠れない」と訴える人もいます。その内容について詳しく聞いてみると、寝付きが悪い、夜中にトイレに起きた後は眠れないなどとさまざまです。粋民《すいみん》富息《ふそく》さん（七十三歳）が「夜中に眠れない」と訴えるので、「NHKの『ラジオ深夜便』を聴いたらいかがですか」と勧めました。『ラジオ深夜便』はNHKのラジオ第一放送、FMラジオ放送、ラジオ国際放送で放送されている深夜放送番組で、夜の十一時半頃から朝の五時まで放送が流れます。

自分は眠れない、眠っていないと思うならば、放送を全部聴いているはずです。途中聴き逃したのなら、その時間は眠っていることになります。

数日して粋民さんが「先生、確かにところどころ眠っていたようです。しかし朝方早くから目が覚めてしまいます」と報告してくれました。このように、多少は眠っているはずなのに、自分は眠っていないと感じるケースがよくあります。

眠れないという訴えを精査すると、寝付きが悪い、夜中に目が覚める、早朝に目覚める、眠りが浅く目覚めがすっきりしないの四つの症状に分けることができます。その原因としては、遊びや仕事に時間を費やしてしまい眠れない、体調不良で眠れない、ストレスがたまって眠れないなど、いろいろなことがあげられます。眠りたいのに眠れないケースが深刻になると「不眠症」と診断されます。

睡眠を学問的見地から分類すると、夜の睡眠パターンは通常は四段階からなります。

第一段階は「うとうと眠り」で、寝床に入るとうとうとした状態になり、覚醒から睡眠へ移行する、この状態では周囲の状況はある程度把握できています。

第二段階は「すやすや眠り」で、眠りの程度は浅いが最初に現れる真の睡眠状態です。

第三、第四段階は「深い眠り」で、この段階では体の修復作業をします。

入眠後約二十分で最初の深い眠り、すなわち第三段階から第四段階の最も深い眠りに到達し、体温の低下や呼吸、心拍数の減少が見られます。この時点までくるとそう簡単には起こされず、もしも起きたとしてもふらついたりして自分を把握できない状態です。睡眠の最初のサイクルでは、入眠後約一時間で第四段階に到達します。

　これを参考にして眠れないと訴える人の睡眠について考察すると、寝付きが悪いということは寝床に入るとうとうとした状態にあり、覚醒から睡眠へ移行する時間が長いことが考えられます。疲れがたまっていたり、気になる悩み事が頭を冴えさせてしまうことなどが挙げられます。

　夜中に目が覚める、早朝に目覚めるということは睡眠の第二段階であるすやすや眠りから、第三、第四段階の中等度、深い眠りまでは順調であるが、[*]レム睡眠が入眠後九十分くらいで、あるいは早朝時に出たためにイライラ感や集中力の低下に見舞われたのだろうと推察されます。

　眠りが浅く目覚めがすっきりしないのは、レム睡眠を経験していないことが考えられます。八時間以上寝ても深い眠りやレム睡眠が足りないと寝不足感を覚えます。睡眠の質は睡眠の量と同様に重要なのです。

　眠れないと訴える人へは、睡眠の質を中心に指導することが大事なことでしょう。

私はまだ指導できるまでに至っていませんので、もっと勉強して眠れない人の相談相手になっていきたいと思います。

健診こぼれ話㈣　夕べの食事

元気で病院通いをしています

軒高大市《けんこうだいいち》さん（八十五歳）が受診しました。「軒高さんは去年も受診してくれましたね。この一年で変わったことはありませんでしたか」と聞きますと、「先生、元気で病院通いをしています」と返答されました。「えー、元気で病院通いとはどういうことですか」と聞き返しますと、「前立腺肥大のためオシッコの回数が多いので泌尿器科に定期的に受診して、先生や看護師さんとお話ししてくるのです」と応えました。

最近は病院の受診方法が変わったようで、体調のよいときは病院へ行き、足腰が弱

＊　レム睡眠とは睡眠中の状態のひとつで、身体は骨格筋が弛緩して休息状態にあるが、脳は覚醒状態にあり眼球だけは急速に運動している。このときは夢を見ていることが多い。

り体調がすぐれなくなると在宅診療を受けるのが通例のようです。このようになったのは高齢者の受診についての意識が変わってきたのか、それとも厚生労働省の高齢者への対応が変わったのかどうなのでしょうか。一人暮らしの高齢者の場合は月一回でも病院に行き、医師や看護師と会話をすることで認知症の進行を抑えることができるならば非常によいことです。

そこで、医師や看護師の一人暮らしの高齢者への対応が重要になります。診察や投薬も大切ですが、高齢者の話をじっくり聞いてあげることはもっと大切なことではないでしょうか。毎月の受診で医師や看護師と楽しく会話することが日常生活の一環となり、生きることとの励みとなれば医療従事者として仕事冥利に尽きるでしょう。

適切な助言

変《へん》図《ず》津《つ》羽《う》さん（四十五歳）が受診しました。開口一番「ここに来る前に豆《ず》通《つう》病《びょう》院《いん》でＭＲＩ検査の予約をしてきました」と言いました。あらためて「どうしましたか」と尋ねたところ、「今月に入って時々偏頭痛があるので保健師さんに相談すると心配して、『ＭＲＩの検査を受けてみたらいかがですか』と助言してくれたので、ここに来る前に豆通病院でＭＲＩ検査の予約をしてきました」と言いました。

少し不可解に思い、「先生とはどういうお話をしたのですか」と尋ねますと、「先生とはお話をしないで、病院の受付で『頭が痛いのでＭＲＩ検査を受けたいのです』と言ったところ、『わかりました。来週の水曜日の午後二時にいらしてください』と言われました」と返答しました。

一般的には、偏頭痛を主訴に外来を受診したときには、先生が「いつ頃から痛いですか？　どんなときに特に痛くなりますか？　ズキズキとかジワーッとかチクチクとかどういう風に痛みますか？　痛くなる前に、何らかの症状の予感はありますか？」などと聞きます。

それから、日常生活や仕事の環境などについてお話を聞きながらの診察に加えて神経学的検査を行ない、くも膜下出血や脳出血などの他のこわい病気が隠れていないかを知るために、ＭＲＩによる検査がなされるのではないのかと思っていました。それが今では偏頭痛などの訴えがあったら、スクリーニングの一手段として最初にＭＲＩ検査を行なうようになったのでしょうか。

なお偏頭痛の問診では「pound」を念頭に置けばよいと教科書には記載がありま

す。すなわち「p」は pulsating で拍動性の痛みがあるか、「o」は hours で頭痛の持続性のことで四時間から七十二時間の間で痛みがどれほど持続していたか、「u」は unilateral で、一側性で頭の片側だけが痛むのか、「n」は nausea で吐き気を伴うか、「d」は disabling で無力化してしまっているかどうかをチェックするというのです。

夕べは何を食べましたか

気億宣明《きおくせんめい》さん（九十四歳）が、しっかりとした足取りで健診会場にやってきました。「気億さんは昨日の夕食は何を食べましたか」と尋ねますと、カレイの塩焼き、昆布とジャガイモの煮物、ほうれん草のお浸し、お豆腐の味噌汁にごはんです」とスラスラと応えてくれました。思わずうれしくなり型どおり診察をして、「気億さんはまったく頭も食欲も衰えていませんね。来年も受診してくださいね」と言いますとニコニコして「ありがとうございます」とお礼を述べて帰りました。

後日別の会場に伊美府銘《いみふめい》さん（六十五歳）が奥さんに付き添われて受診しました。「伊美さんは昨日の夕食は何を食べましたか」と尋ねますと、「えー何を食べたかって聞きかれても……、何も食べなかったよね」と言って付き添いの奥さんの同意を求めました。すると奥さんが、「焼き肉と野菜サラダと漬け物と大根の味噌汁にごはんでした」と言いました。そう助言されても伊美さんは何の疑問も持たない様子でボーッとしていました。

その後伊美さんが急に「先生、家内が私にごはんを食べさせてくれないのです。ひどいもんです」と吐き捨てるように言いました。そこで私は「伊美さん あなたの奥さんは優しい人なので心配はいりません。奥さんは伊美さんの健康を考えているので奥さんの言うとおりにして下さい」と諭しましたが、どこまで理解できたかはわかりません。

認知症の発症は九十歳以上では四人に一人、六十歳代では十人に一人との報告があり、その原因についてはいろいろ言われていますが、高齢化社会にとって認知症対策が喫緊の課題であることが痛感されます。

健診結果通知票

麻《ま》衣《い》年《ねん》寿《じゅ》芯《しん》さん（八十二歳）が、昨年の健康診断結果の通知票を持って受診に来ました。診察を終えると、「先生、これは去年健診を受けたときの通知票ですが、嫁さんに聞いてもどこが悪いのかさっぱりわからないので教えて下さい」と言いました。その通知票を見ると、項目毎に数値が記されていますので、別紙の参考基準値の数値と比較しながら、受診者はデータを読み取り判断することになります。

しかし健診項目には、総コレステロール、中性脂肪、ヘマトクリット、ヘモグロビンA1c、血清クレアチニンなどと、素人には聞き慣れない医学用語が羅列してあり、これから健康状態を読み取れと言われても麻衣年さんが困るのは当然です。

健診結果については、実施した健診センターが受診者のみなさんに丁寧に説明し、健康維持の指導までを受け持ち、経過観察してこそ意義があると考えます。

受診者のみなさんも自分の健診結果を知り、その内容を十分に理解することが健診の入り口であり、健康維持を考えるきっかけであることを認識して欲しいものです。つまり、受診者は健診を受けたことで万事終了したと思い込んで満足してしまうのではなく、健診結果を参考にして日常生活での生活習慣などに気をつけることが大切なのです。その努力の結果を翌年の健診で確認することが、明日へ生きる励みとなるものと信じています。

第五章　明日への提言

市制施行と旗行列

昭和二十九年（一九五四年）八月一日に寒河江町から寒河江市になったのを祝って、学校単位で旗*行列をして町内を回りました。旗行列はおめでたいときに行なう行事であると先生から教えられたので、町から市になることはおめでたいことなのだとそのときは思いました。最近になって、町から市になることは本当におめでたいことなのだろうかと疑問に思うようにもなりました。

そこで町から市になることのメリットは何だろうと調べてみました。町では福祉事務所の設置や社会福祉主事などを配置する権限がないために福祉行政を行なうことは難しいが、市になると福祉事務所が設置でき、独自の福祉施策がとれるようになります。具体的には福祉関係の専門職員を配置できるようになり、よりきめ細かなサービスを提供できます。

また、市長や市議会の選挙制度や議員定数の上限、そのほか議決事項などの変更もできます。しかも地方交付税は、町よりもやや有利な配分を受けられます。最大のメリットはイメージの向上により、住民の定住化や企業誘致が期待できることでしょう。

町に住む人にとって最も影響があるのは、「寒河江町」という表記が「寒河江市」に変わることです。すなわち「町民」から「市民」に変わることです。

しかし法律では、「市町村」はすべてセットで列記されていて、制度上は「市町村」はまったく同等と扱われています。それが実際には、たとえば都市計画に関して「市」が単独で行なっているのに、「町村」の場合は都市計画を単独で実施することは少なく、多くは〝広域的〟な事業として都道府県の管轄になっています。結局は「市」「町」「村」の違いは法律上の権限の違いではなく、単なる名称の格の違いなのかもしれません。あるいは、「市」と「町」には〝人口規模〟についての規定があるので、そういう意味での格の違いなのかもしれません。

そこで法律上で権限に違いがないのであれば、あえて「村」が「町」になったり、「町」

＊　旗行列は文政十三年（一八三〇年）から、大政奉還のあった慶応三年（一八六七年）まで藩の平穏と五穀豊穣を祈願して端午の節句（旧暦の五月五日）に行なわれていたもので、太鼓を叩きながら藩内をのぼりを持ち練り歩きました。近年では祝賀のときなどに、大勢の人が小旗を振りながら行列をつくって練り歩くことであり、提灯行列も同様です。

が「市」になったりする必要はないという選択もあり得ます。まして単独の自治体として成り立っていくための十分な財政力があるならば、合併（編入）によって独立性を失うより「町」（または「村」）のままでいるほうがよい、という自治体もあるようです。

参考までに、市になる要件は地方自治法八条一項に定められています。それによると人口五万人以上を有することと、次いで人口の六割以上は中心市街地に居住すること、商業や工業に従事する人口が六割以上いることなどの要件を満たすことが必要となっています。最近の単独市制施行の状況を見ると、以前は人口の要件が三万人だった時期はありましたが、人口五万人を満たした時点で市制施行が許可されています。

最近は合併促進のため、合併のときに限り人口要件を三万人に緩和しています。一度市制施行してしまえば、以後人口がいくら減っても市を名乗りつづけることが出来るのです。結局は行政側の都合によっているだけのようです。

パチンコ

尾粗松《おそまつ》高校二年の遊技大好《ゆうぎだいすき》君が学校帰りにパチンコ屋に入りパチンコに夢中になっているところを生活補導の波戸郎瑠《パトロール》先生に見つかってしまいました。

波戸郎瑠先生が背後から遊技君の肩を軽くたたいて「遊技君、遊技君」と声をかけると、遊技君は振り向きもしないで「今、玉がドンドン入っているので邪魔するなよ」と怒った口調で言って台面から目を離しませんでした。そこで波戸郎瑠先生は「もう止めて家へ帰ったら」と優しい声で促しました。遊技君は「うるさいな、邪魔するなよ」と声を荒げて振り向くと波戸郎瑠先生でした。

遊戯君は慌てて「あっ 先生、今始めたばかりでした。丁度調子が出始めたところだったので夢中になっていました。すみません」と言ってパチンコ台から離れようとしました。すると波戸郎瑠先生は「何でも止めるときが大切なのです。今がよいのか、もう少し続けてから止めた方がよいのかを見極めてから止めなさい」と遊技君を諭しました。

遊技君は尾粗松高校から真面目《まじめ》大学の教育学部に入学し、卒業後は情操《じょうそう》中学校の教師になりました。教科では社会を担当しましたが、自らの経験を生かして生徒の生活補導に力を注ぎました。自らの経験とは高校時代に波戸郎瑠先生にパチンコ店で「何をするにも思慮分別が大切です」と優しく諭された言葉が原点でした。

遊技君は、現役時代は教え子に慕われて最近になって定年退職し、現在は盆栽などの趣味の生活を送るかたわら、地区の子どもたちの生活指導をボランテアで行なっています。中学校の時期は、子どもたちにとって思春期にあたり精神的に不安定になりがちなので、子どもたちのよき相談相手となって、有意義な中学校生活を送れるようにサポートをしています。

節度と教育

中学一年生のときの担任は村山哲《むらやまさとし》先生でした。村山先生と最初の対面で、先生は「みなさんは節度をもちなさい」と訓示されました。そのときは節度とは何のことか理解できませんでしたが、気にも留めないまま今日まで至りました。この頃急に気になりだしたので調べてみました。

節度とは、行き過ぎのない適当な程度、または秩序を維持してほどほどに社会の決まりごとに従うこととありました。ところで中学一年生に「行き過ぎのない適当な程度の気持ちをもちなさい」とは何を考えての訓示だったのでしょうか。

中学生の頃は誰でも夢は大きく、また誰にもその夢を実現させるための大きな可能性を秘めています。そのこと自体は非常によいことですが、中学生の頃はその夢の実現を確実にしようとするあまり、周囲の様子を考えずに暴走する可能性もあります。「節度をもちなさい」と言ったのは、自分の夢を実現させるため行動に移すときは一旦立ち止まり、自分の計画をもう一度確認してから実践するようにと諭したかったのかもしれません。

しかし反社会的な行動でなければ、あるいは周囲に大きな迷惑をかけるものでなければ、大人たちは中学生の軽度の暴走に温かいまなざしを注いでもよいのではないでしょうか。この年代の多少の行き過ぎに対しては、大人たちはときには見守る度量をもってみてはどうでしょうか。

確かに社会秩序を守ることを中学生の年代で教え込むことは必要です。しかしそのさじ加減は時代によっても異なるので難しい判断になります。昭和三十年代前半の教育は個性を伸ばすのではなく、平均的な人間に育てる教育でした。時代によって教育方針が変化するのは当然のことでしょう。従って今の時代において昭和三十年代前半の教育方針を批判するのは適切ではないかもしれません。

日本の教育の基本は、個人の価値と尊厳との認識に基づき、人間の具《そな》えるあらゆる能力を、できる限り、しかも調和的に発展せしめること（昭和二十二年文部省訓令）とあります。教育にはいつになってもその時代による難しさが付きまといます。

職業と仕事着

服装が、その人の考え方や気分に作用するということが様々な研究から明らかにされてきています。実際、自分がどんな服装にするかによって、精神的のみならず行動にまで変化が出るように思えます。逆に人は他人の服装を見てその人を判断することがあります。たとえばきちんとした身なりをしている人は信用できそうに思えたりします。

医学生の頃、ロッカーの前で白衣を羽織って外来診察の実習に行こうとした途端に少し緊張したことを思い出します。服装は精神的な面にまで影響することを感じた瞬間です。白衣は医療に従事するときの仕事着です。看護師やコメディカルは直接患者さんに触れることが多いので、白衣（仕事着）を着ます。ユニフォームが白い理由は患者さんに清潔感を与えることと、汚れを目立たせる意味があります。しかし患者さんがその白い色を見るだけで緊張してしまうことがあるので、この頃は色物を着ている場合もあります。

仕事着とは仕事の能率を上げ、汚れや危険を防ぐために着る衣服のことで、働き着あるいは作業服とも言います。仕事着と似ているのに制服があります。それは会社・学校・軍隊・警察など、ある一定の集団や組織の所属者が着用することを目的に規定された服のことです。同じ集団内でも男性と女性の制服のデザインが異なる場合もあります。また普段の着用義務はないが、着用することが望ましいとされる服については標準服や奨励服と言われています。

以前ＰＴＡの会議で学校へ行ってきたという親御さんたちと話し合う機会がありました。そのときに、「教職員は教育者として誇りをもって、きちんとした服装で毅然とした振る舞いをして欲しい」、「勤務中は基本的にはスーツで過ごすのが当然と思う」などという意見がありました。

最近になって職場の健康診査のために学校へ伺ったときに、教職員の服装がバラバラなことを目の当たりにしました。体育教師以外の教職員でもTシャツやジャージ姿のラフな服装で生徒に国語や数学を指導していると思うと違和感を覚えました。校長先生に「教職員の服装について決まりはないのですか」とお聞きしたら「特に服装については県や市の教育委員会から決まりの通達はありませんが、教職員には授業に差し支えない服装が望ましいと言っています」とのことでした。

身なりを整えるのは社会人としてのマナーです。服装については人によって考えに違いはありますが、教職員は教育機関での勤務中であることを忘れないような服装が望ましいと思います。個人的には授業が無くても勤務時間にはTシャツやジャージではなく、スーツに準じる服装が望ましいと思います。体育や職員作業のときなら相手も納得されますが、それ以外は失礼になるかもしれません。ちなみにテレビなどで見ると学習塾の講師はスーツです。

学校では教職員は生徒の模範となるべき存在です。もし生徒に体育の時間は体操着で、そのほかの授業は制服で（通学した服装で）と指導しているのであれば、教職員もそれなりの服装であって欲しいものです。

Wild Life

平成二十六年六月下旬にノルウェー（Norway）のオスロ（Oslo）に住んでいる旧友ヘルギ（Helge）教授のところに二週間滞在しました。彼はまだ現役でオスロ大学に勤務しているので、週半ばまではオスロの自宅に寄留して日中は都会生活を満喫しました。週末にオスロの自宅から車で二時間のテジョメ（Tjome）の町の小島にワイルドな生活を楽しみに行きました。

この小島は陸地から約一〇〇メートル離れているので、手漕ぎのボートで渡りました。小島の周囲は約九〇〇メートルで、約九十年前に教授の祖父が買い求めた無人島なのです。

電気は海底を通じて引いてあるので照明や冷蔵庫はあります。飲み水は本土の井戸から汲み上げた水をポリタンクに詰めてボートで運びましたが、シャワーや洗面それにトイレの水として使用するには不十分なので、雨水も利用しました。そのために日照りが続けば水不足となり、シャワーや洗面はすべて使用できなくなりました。このころの気温は一五～一八℃で海水温は一八℃あるので、朝の洗面は海に飛び込んで済ませました。水の節約のためにひげを剃らないので、顔だけを見ると北欧人になった感じでした。

小便は男性は樹木の根元に、女性は簡易トイレに、大便は共に簡易トイレに排泄することになっていました。排泄物は電気で乾燥させるので臭いはなく、最後は肥料になります。まさしく自然と共生の循環型生活です。

日中はのんびりボートに乗ったり、部屋で読書をして過ごしました。夕食は買い置きしてある具材を用いて戸外でバーベキューをしました。具材はお肉だったりハンバーグだったりさまざまでした。白夜なので夜中の二時頃に少し暗くなるくらいでほとんど明るく、寝るときは必ずカーテンで遮光しなければなりませんでした。

自分の日常の生活を基準にして、小島での生活を自由であるか不自由であるかと考えると、どちらにも重なる部分があり、要は考え方次第でどのようにでもとれるとの結論を得ました。

その意味から、今回のWild Life（野性的な生活）を経験できたことは非常に有意義でした。しかし期間が四日間と短いため、日本での山や海でのキャンプ生活とあまり違いはないように思われましたが、最大の違いはテレビやラジオを持ち込まないので情報がまったくないということでした。

現代生活では衣食住と同じくらいに重要なのが情報の入手です。というより情報の氾濫している社会に慣れてしまっているので、情報の入らない生活は考えられませんでした。最初の二日間は、世間はどうなっているのか非常に不安を感じましたが、三日目からはあきらめの境地で、世の中のことに関心がなくなりました。今回の情報のない四日間の経験で得たものは大変貴重でした。

田舎

田舎の過疎化の進行は年々速くなってきています。全国いたるところに過疎地はあります。若者夫婦は親と一緒に住んでいたとしても、日中は仕事で町に出かけ、家に居るのは高齢者だけです。少子化で子どもは少なく、学校は高齢者介護施設に変わり、公園はグランドゴルフやゲートボール場に変わっています。

墓地も無縁墓地が多くなりました。寺院はあっても住職さんはいないので、お坊さん（僧侶）はいくつかの寺院をかけもちです。まさしく病院はあってもお医者さんがいないのと同じで、ほとんど機能不全に陥っています。

医師不足に対して医学部を増設してはという意見や、外国人医師を招いて医療に携わってもらってはどうかという意見もあります。こうした考えからは、仏教のお坊さんをミャンマーなどの東南アジアから招いてはどうかという発想も出てきます。これらはあくまでも一過性のその場しのぎ的な対策で、百年後を見越した対策こそが求められます。

政府は地方創生を大々的に掲げ、地方の活性化を図ろうとしています。しかし内容は具体性に欠けるケースが見受けられ、事の難しさを感じさせます。日本全体で人口が減少しているうえに、人口の集中と分散がうまくかみ合っていないのが現実です。

なぜ若者が田舎に住むことを嫌うのか。それとも田舎に住みたいが住むことが出来ないのか。いろいろ理由を分析すると次のような事が挙げられます。

若者の働く場が少ない、子どもの教育が十分に行なわれにくい、生活の基盤が農業・

漁業・林業などのいわゆる第一次産業が主である、経済的に貧しい、昔からの慣習が多く中身のない隣近所の付き合いがある、テレビと新聞以外の情報が少ない、田舎ほど法人税などが入らず税金が高い傾向にあるなどが考えられます。これらすべてが当てはまるとは思いませんが、かなり該当すると思われます。

過疎対策を本気で考えるならば、その場しのぎ的な発想ではなく、斬新な発想をしてみてはどうでしょうか。たとえば、特区扱いとして税金は無料、住宅用の土地は無償貸与で家屋の建築費は国が負担、子どもの教育費はすべて無料、しかも幼稚園から小中高一貫校にし、医療費も無料、そして地域の保安対策を万全にするなどとしたらどうでしょう。それでも田舎に住民が増えないならば、人間が住める環境ではないとあきらめるしかないでしょう。

墓地

現在、我が国では少子化の進展が著しく、今後人口が激減することも予想されるなか、墓地に対する意識も変化してきています。

墓地は大切な遺骨を埋葬する場所ですから、永遠に維持、管理されなければなりません。ではお墓は誰が継承すべきなのでしょうか。現在は墓地の管理規定に基づき、配偶者または直系の子どもなど親等順に祭祀の実態で判断されます。そのほか、先祖供養や葬儀の施主を誰が務めてきたのかなど、実質的に家の祭祀を誰が担ってきたかで判断します。あまり考えたくないことですが、将来かならず直面する問題なのです。

私が生まれた家から直線距離で約二〇〇メートルのところに我が家の墓地があります。三十年くらい前からお彼岸や命日とは関係なく、うれしいにつけ悲しいにつけ父母の眠る墓に行くようになりました。墓を見つめ、墓と対話すると気分が落ち着いてすっきりしました。

この墓は兄夫婦が建之《けんのう》したのですが、墓には「五十嵐家」としか刻まれてなく、脇の墓誌に父母の名前と亡くなった年月日があるだけです。それなのに墓を見つめるとなぜか心が安らぐのです。この魔力は何なのでしょうか。墓を見つめることで自分が幼い頃に享受した父母の愛情を思い出させてくれるのかもしれません。このような感情は誰から教わったということではなく、自分の心の問題なのでしょう。

私は実家を出て自分の一家をなしたので、自分の墓をどうしようかと考えました。

というのは、自分の息子や娘が親や先祖をどのように感じるかを推し量ることはできないからです。墓を残すと管理させられる息子や娘の負担が多くなるばかりなので、息子や娘の負担軽減を考えれば、自分の遺骨は散骨にしてもらい墓はいらないと考えています。いずれにしても生前に自分の墓を建之するかは、息子や娘に相談してから結論を出そうと考えています。

これからの日本──経済は文化の僕《しもべ》

国内では田舎の過疎化は非常に深刻です。田舎とは都会から離れた地方のことで、人家と人口が少なく辺鄙なところです。集落を構成している人口の五〇％以上が六十五歳以上である過疎集落は国内のいたるところで見られ、この原因のひとつは若者の田舎離れにあります。

日本全体が人を育てる教育、学士や専門士をつくる教育に傾いているので、若者は教育と仕事を求めて都会に行きます。吉川洋《よしかわひろし》は著書『高度成長』の中で「若くて貧しい独身の労働者が、豊かな家庭を持つ中流階級に上昇していくことで、高度経済成長を推進することとなった」と述べています。

しかし、経済が豊かになってもこころを豊かにする文化が隆盛にならなければ、健全な社会は成り立ちません。経済は文化の僕なのです。現在は田舎の過疎化は止まりませんが、都会生活で経済が豊かになればなるほどこころの豊かさを求めるようになるので、それを満たしてくれる田舎での生活を望むようになります。すなわちディズニーランド文化を追い求め続けるほどに、古来からの社寺仏閣の崇拝や自分の生まれ育った土地や先祖の墓への想いがつのります。

若い人は出会いに飢えているので、出会いの多そうな都会に出たがることが田舎の過疎化に拍車をかける大きな要因と思われます。さらに、子どもの頃からずーっと同じ世界で暮らしていたら、「そろそろ違う世界を見てみたい」と考えるのは自然な流れのようなので、若い人はドンドン都会へ流れ出ていきます。

本当の「違う世界」とは都会ではなく、自分の気持ちの中にしかないことに若いうちには気づかないのです。逆に、働く場や遊び場を田舎にいくらつくっても若い人は自然と都会へ流れ出るのです。

東京への一極集中が進み、現在は日本の人口の約二七%の人が首都圏に住んでいます。すべてが東京へ集中する流れは、戦後の高度経済成長と軌を一にする集団就職の動きが大きな要因になっていることも否定できません。集団就職列車という特別列車が、昭和二十九年から五十年頃まで走っていたので、どれだけ多くの若者が東京に吸い寄せられたかわかります。

それを裏付けるかのように、昭和三十四年九月に歌手・守屋浩の『僕は泣いちっち』が大流行しました。

『僕は泣いちっち』
僕の恋人　東京へ行っちっち
僕の気持を知りながら
なんでなんでなんで
どうしてどうしてどうして
東京がそんなにいいんだろう
僕は泣いちっち　横むいて泣いちっち
淋しい夜はいやだよ

僕も行こう　あの娘の住んでる東京へ
（作詞・作曲＝浜口庫之助）

あれから半世紀が過ぎてもこの流れは変わっていませんが、あのときの若者が中高年になった今、老後はのんびりこころの豊かさを田舎に求めようという機運が高まりつつあることを感じます。問題は田舎がどのような形で受け入れてくれるかです。空気がきれい、海が青いだけでは不十分です。生活しやすい環境をみんなでつくり上げることが大切です。

第六章

山形県のこれから

山形県のこれから――総論

はじめに

戦後の日本は文化面では米国化、経済面では右肩上がりの成長と文化や経済面で大きく変化しました。しかしこの十年くらい前から総人口の減少と人口構成の変化が日本の繁栄に影を落としています。

平成二十七年の国勢調査によると、日本の総人口は約一億二千万人で、内七十五歳以上の高齢者は約千六百万人に対して、十四歳以下の子どもは約千五百万人で、高齢者数が子どもの数を上回りました。今後も当分はこの少子化・高齢化の傾向は続くことが予想されます。

山上憶良《やまのうえおくら》の「白金《しろがね》も 黄金《こがね》も珠《たま》も なにせむに 優《まさ》れる宝 子にしかめやも」を引用するまでもなく、国の将来の繁栄を考えたときに子どもの増加は最重要課題です。と同時に現状では高齢者の生きがい対策も重要となってきました。

地方の疲弊が日本全体の疲弊をもたらします。したがって国の活性化を促すには、先ず地方の活性化を促すことが大事です。その際、各地方の気候や風土、それに文化や環境が異なることを十分に考慮しないで画一的に、言葉を換えると金太郎アメのようにどこでも同じことを実行しても成功はしないでしょう。そこに住む人々の文化を大切にしつつ、創意と工夫を凝らすことがそれぞれの市町村の発展をもたらすと考えます。

わかりやすく言えば、山形市にディズニーランドを誘致すれば山形市は活性化するでしょうか。また米沢市の鄙びた温泉での夕食で、マグロの刺身を食べたいというお客さんはどれくらいいるでしょうか。それよりも本場の米沢牛を食膳に賑わした方がどれだけ喜ぶことでしょうか。これは米沢牛の生産者にとっても幸せなことです。要するにその地方、その地域でしかできない文化やモノを吟味して提供することが地方の発展をもたらす鍵と考えます。そして地方の発展なくして、日本の発展は難しいと言えます。

山形県が取り組むべき課題への私見

過去の事象を変えることはできませんが、明日の事象は変えることができます。即効性のある活性化対策法を見いだすことは難しいですが、「急がば回れ」の譬えに倣い、山形県がこれから取り組むべき課題のうち、若者の定住化、熟年者や高齢者にとっての住みよい町つくり、国内外からの観光客を誘致するための整備などについて私見を述べさせていただきます。

分析と対応

平成二十七年の山形県内の総人口は約百十万人ですが、出生数は年間約八千人で死亡数は約一万五千人なので年間約七千人減少しています。

このままでは山形県の未来は明るくありません。山形県の活性化を図るには、少子化に歯止めをかけることが最重要課題です。そのためには若者が誇りを持てる町をつくることとです。加えて熟年者や高齢者にとっても住みよい町にして、熟年者のUターンやIターンを積極的に推進する必要があります。さらに観光資源を活かして国内外からの多くの観光客を誘致することも大きな課題と考えます。

1　若者の定住化

若者が誇りを持って生活できる町をつくることとは、具体的には

(1)　若者の働く場を確保する。
(2)　子どもの教育が十分に行なわれるようにする。
(3)　生活の基盤が農業・漁業・林業などのいわゆる第一次産業が主であるが、今後は食品加工・流通販売にまで業務展開する経営形態、いわゆる第六次産業まで行なうようにする。

この目的を実現するためには、本気で取り組もうとする市町村を、経済活性化のために地域限定で規制や制度を改革し、その効果を検証するための特別な区域、いわゆる特区に指定します。特区は、税金は無料、住宅用の土地は無償貸与で家屋の建築費は国が負担、子どもの教育費は全て無料、幼稚園から小中高と一貫校に、医療費も無料、そして地域の保安対策を万全にします。

このような政策を実行すれば若者は地元に定住し、安心して子どもを産み育てることができると考えます。

2　熟年者のUターンやIターンを推進

熟年者や高齢者にとって住みよい町をつくることとは、

(1)　交通の便を良くする。過疎地は交通の便が悪いので自家用車が必要です。しかし高齢化が進むにつれて無意識のうちに反射神経が鈍くなるので交通事故を起こす原因もになります。それを防ぐために自家用車に乗らなくても、気軽に移動できるような交通手段を提供することです。

(2) 商業施設が近くにあることです。地元商店街やスーパーで生活必需品などを自分で直接手に取って買い求めることは楽しみでもあり、また老化の防止にもなります。

(3) 安全に歩行できる通路があることです。歩道があり、階段が少ないことです。どうしても階段が必要な場合は手すりをつけることです。街灯が設置されて夜道も明るく、足元が安全であることです。

(4) 医療が充実していることです。高齢化すると高血圧などの内科的疾患のほかに、白内障などの眼科的疾患、聞こえにくくなる耳鼻科的疾患、足腰の痛みなどの整形外科的疾患、遺尿などの泌尿器科的疾患が多くなるので、これらの症状に対応できる医院があることが望ましいのです。

(5) コミュニティセンターやスポーツセンターなどの公共施設の充実を図ることです。これらのセンターを気軽に利用できると充実した余暇を楽しむことができます。いつも自宅でテレビを見ていて動かなければ足腰が弱り、挙げ句の果て自宅でつまずき、運が悪ければ骨折し、入院を余儀なくされます。病院通いよりコミュニティセンターやスポーツセンターなど公共施設通いをして楽しい会話と笑顔に満ちた人生を送れるようにします。

3　国内外からの観光客の誘致

国内の観光客を呼び込むことは重要ですが、これからは、さらに多くの訪日外国人観光客（インバウンドツーリズム）を誘致することも重要です。

新しく観光資源を開発するよりも、先人が知恵と勇気を奮い立たせて築きあげた文化遺産を整備して、次の世代に引き渡すためのインフラ整備をすることが観光客を招くことになります。

新しくリゾート施設をつくっても観光客はすぐに飽きてしまい、次の新しい施設に移ってしまいます。それをつなぎ止めるには常に施設を更新しなければならず、その競争に負ければ敗退を余儀なくされます。そこで逆の発想で古さを競った方が断然有利です。理由は古さは破られることはないからです。

普段の生活では味わえない非日常的な雰囲気や環境を求める観光客にとっては、文化遺産が沢山ある山形県は魅力的です。

たとえば街道を中心に取り上げてみると、「六十里越街道」や「越後米沢街道《えちごよねざわかいどう》」は絶好の文化遺産です。「六十里越街道」は庄内地方と内陸を結ぶ街道で、今でも昔の名残をとどめる数多くの史跡がひっそりと眠っています。また「越後米沢街道」は置賜地方と新潟県の下越《かえつ》地方を結ぶ約七〇キロメートルに及ぶ旧街道です。

これらの街道は今では最低限度の整備はなされていますが、このままでは観光地としては不十分です。最大限に自然を残しながら必要な箇所には遊歩道を整備し、老若男女が気持ちよく利用できる休憩所と清潔なトイレを整備する必要があります。

そのほか芭蕉《ばしょう》の『奥の細道』の県内の旅程は、封人《ほうじん》の家（堺田《さかいだ》）↓尾花沢《おばなざわ》↓山寺立石寺《やまでらりっしゃくじ》↓大石田《おおいしだ》↓新庄《しんじょう》↓最上川↓出羽三山↓鶴岡《つるおか》↓酒田↓吹浦《ふくら》↓象潟《きさかた》（秋田県）↓酒田↓大山《おおやま》↓温海《あつみ》です。

俳句に関心がある人ならば、このルートを歩いてみたいと思うでしょう。さらに若者ならば、堺田から険しい山刀切《なたぎり》峠を越えて尾花沢へ、大石田から旧羽州《うしゅう》街道の要所であった猿羽根《さばね》峠を越えて新庄へ歩きたくなることでしょう。

自分の住む町や村に誇りや喜びをもつためには

自分や自分の家族の住む町や村に誇りや喜びをもつためには、その土地の歴史や住環境について理解することが重要です。

その歴史を調べていくと、ほとんどの市町村は合併の歴史をもっています。これまでに行なわれた町村合併が、土地の歴史や住環境にどのように関与したか、いまさら調べても無駄のように思われますが、敢えて分析して検討することで、自分たちが住む町や村に誇りをもてるようになれば、それに越したことはありません。

町村合併の意義とその経緯

江戸時代から引き継がれた自然集落を、教育、徴税、土木、救済、戸籍の事務処理などの行政上の目的から、明治二十一年六月十三日付けで自治体としての町村を単位とする町村合併標準を内務大臣訓令で発し、約三百～五百戸を標準規模として全国的に町村合併が行なわれました。その結果、明治二十二年に自治体数は一万五八五九になりました（明治の大合併）。

戦後、新制中学校の設置管理、市町村の消防や自治体警察の創設による事務、それに社会福祉、保健衛生関係の新しい事務が市町村の管轄とされたので、行政事務を能率的に処理するためには規模の合理化が必要となりました。そこで国は市町村の規模・能力を充実するために、「大きくなることは良いことだ」との大胆なキャチフレーズで町村合併を推進し、昭和二十八年十月には九八六八の自治体がありましたが、「町村はおおむね、八千人以上の住民を有するのを標準」とする町村合併促進法で、昭和三十一年四月には四六六八までになりました（昭和の大合併）。

なお約八千人という数字は、新制中学校一校を効率的に設置管理していくために必要と考えられた人口であり、その後も少しずつ合併が行なわれました。平成に入り少子・高齢化社会が到来し、そのうえ行政需要の高度化・多様化により、広域行政化や地方分権時代への対応が喫緊の課題となり、平成七年四月には自治体数は三二三四だったのが、平成二十二年四月には一七七三までになりました（平成の大合併）。これで国が目指した広域行政化は成功したように思われます。

ここまででわかったことは、町村合併とは、国すなわち行政側の効率優先で行なわれてきたということです。本来は行政面とその土地に住む住民の幸せのために行なわれるべきはずのことが、国は市町村の規模・能力を充実させることを優先するあまり、町村合併が住民にどのようなメリット、デメリットをもたらすかについての説明が十分になされなかったようでした。

町村合併のメリットとデメリット

ウィキペディアによる町村合併のメリットとデメリットを、福祉サービス、地域活動、教育、行政サービス、公共料金の面から検討したら次のような結果となりました。

1　合併のメリット

(1)　住民が利用可能な図書館やスポーツ施設等の公共施設が増えて、住民の利便性は向上した。

(2)　小規模市町村では設置が難しい国際化、情報化、女性政策などの専門職員を採用することで、よりよい行政サービスの提供が可能になった。

(3)　行財政に効率化がみられた。

2　合併のデメリット

(1) 行政区域が拡大し議員数が減少したので、住民の意見が反映されにくくなった。
(2) 合併自治体の中心地域に公共施設などが集中したので、周辺地域との地域間格差が生じた。
(3) 旧市町村での制度の違いから、行政サービスは低下し、住民負担が増加した。
(4) 今まで育んできた各地域の歴史、文化、伝統が失われてしまった。
(5) 自治体の名前が消えてしまった。
(6) 連帯感が薄れてしまった。
(7) 地域の個性がなくなり、コミュニティも薄れてきた。

以上の結果から、メリットは行政側の効率優先が著明であり、デメリットは住民の日常生活の不都合さがよりはっきりしてきました。

山形県の実態

平成二十七年の山形県の総人口は約百十万人であり、これまでの町村合併で市の数は十三、町の数は十九、村の数は三で自治体総数は三十五になりました。

主な市の概要を述べると、人口では山形市は約二十五万人、鶴岡市は約十三万人、酒田市は約十一万人、米沢市は約九万人、天童《てんどう》市は約六万人、東根《ひがしね》市は約五万人、寒河江市は約四万人、新庄市は約三・六万人、南陽《なんよう》市と上山《かみのやま》市は約三万人となりました。

山形県全体の面積は約九三〇〇平方キロメートルで、鶴岡市は約一三〇〇平方キロメートル、小国町《おぐにまち》は約七〇〇平方キロメートル、酒田市は約六〇〇平方キロメートル、尾花沢市米沢市は約五〇〇平方キロメートル、西川町《にしかわまち》は約四〇〇平方キロメートル、と真室川町《まむろがわまち》は約三七〇平方キロメートルとそれぞれ拡大しました。

このように、山形県の場合も国が目指した広域行政化には成功したように思われます。しかし、未だに自分の住む町や村に誇りや喜びを持てない人たちがいるのは確かです。

現　実

合併後に住民の間から喜びと苦情の声が出始めました。大部分は前述のメリット、デメリットと同じような意見でしたが、山形県独特の意見もありました。

(1)　県外に住んでいる子どもから「市に昇格したので、自分の故郷を紹介できるのがうれしい」と言われた。

(2) 住民の大部分は隣町との合併に賛成なのに、町長と町会議員が反対しているため実現できない。

(3) 町村合併がまだ不十分で、さらに合併を進めて欲しい。

という合併を肯定する意見がある一方、合併に不満をあらわにする意見もあります。圧倒的に多いのは、

(1) これまでのようなきめの細かいサービスがなくなった。

(2) 各地区の歴史、文化、伝統が失われてしまった。

(3) 自分たちの自治体の名前が消えてしまった。

(4) 今回合併した町とではなく別の町と合併したかった。

(5) 役場に行っても親しみが湧かない。

対　策

自分の住む町や村に誇りや喜びをもてるようにするには、どうすればよいのでしょうか。町村合併によるデメリットを嘆いても、過去に戻って合併を解消するのは難しいので、デメリットをメリットに変えることを考えてみてはどうでしょうか。

具体的には、⑴の「これまでのようなきめの細かいサービスがなくなった」ことについては、行政側に配慮を促すと共に、住民には力とこころを一つにする努力を求めます。⑵の「各地区の歴史、文化、伝統が失われてしまった」ことについては非常に難しい問題です。その理由は各地区の成り立ちは異なっているし、場合によっては地区同士にいがみ合った歴史があったかも知れません。さらに各地区に村社があり、その祭礼の日時や方法に違いがある場合もあります。これらを同一にしてしまうことにはその地区の住民としてはやりきれないことでしょう。各地区の代表が集まって早急に決められる問題ではなさそうなので、次の世代に解決していただくような気持ちで時間をかける以外はないでしょう。⑶の「自分たちの自治体の名前が消えてしまった」ことについても簡単ではありません。それぞれの自治体の名前は、その自治体の成り立ちを表している場合や旧庄屋や武士の名前などから来ている場合もあり、そこの住民が誇りにしていた名前であればなおさらです。

これらの課題については、それぞれの地区の住民は、祖先から受け継いだ歴史と文化を守りつつ、残すべきものは子孫に継承していくことが、郷土の発展につながるということを認識して生活していくのが最良の方法と考えます。

高齢者への対応

県域の大半（八五％）を山地が占め、総面積に対する森林の割合は七五％で、農業用地の割合はわずか一五％です。県の中央には最上川が流れていて県民の多くがこの川の流域に住んでいます。年平均気温は一一・二℃で、年平均降水量は一五六八ミリメートルです。

夏は暑くて冬は寒く、稲作や果物栽培には適しているが、四季を通じて温暖を好む人にはかならずしも住みやすい土地とは言えません。特に高齢者にとっては雪対策は最大の課題です。その他にも地形的、医療などに問題があります。

県内のどこの市町村に行っても産科を標榜している公立病院は少なく、逆に目立って多くなったのは葬祭用の立派なセレモニーホールです。これは明らかに出生数が減少していることと、死亡数が増加している証拠です。人口を増加させるには、言うまでもなく出生数を増やすことと死亡数を減らすことです。出生数を増やすには、その町に定着した若者が結婚することです。

若者の定住化への方策については既に総論で述べました。ここでは高齢者に住みやすい町であるためには、山形県としてどうしたらよいかを検討してみます。

高齢者の身体機能

健全な町であるためには高齢者にとって住みやすい町であるべきです。高齢者にとって住みやすい町を考える前に、高齢者の身体機能について知る必要があります。高齢者になると身体のあちこちに衰えが生じてきます。高齢化に伴い、身体機能の低下や生理機能の低下、また感覚機能の低下などさまざまな変化が現れてきます。

身体機能の低下では、具体的には関節の可動域が狭くなるための運動機能は低下します。また骨が年々もろくなるので、少しの転倒でも骨折しやすくなります。

生理機能の低下では、具体的には排泄の機能の低下による頻尿や、体温調節機能の低下による体温の低下、それに脱水を起こしやすくなります。そして、少しの寒冷の環境で血圧は変動しやすくなってきます。

感覚機能の低下では、視覚では見えにくくなり、聴覚では聞こえにくくなります。これは明らかに老化の現象であり、日々の生活習慣に関係しています。高齢者はこのような身体機能や生理機能の低下により行動半径は狭くなります。また病気しがちになり、交通事故にも遭いやすくなります。

老後の生活を楽しく過ごし、長生きしていくためには、健康管理をしっかりと行ない、日々体を動かし、身体の機能の低下を最小限に食い止めることが大切です。

高齢者が老後の生活を楽しく、長生きしていくためにとるべき山形県の対応

1　住環境

高齢者が健康で明るい生活を送れるようにするには、夏は涼しく、冬は暖かく保てるように住環境を整えることが大切です。暮らしは住宅の中だけではなく、住みやすい街であることも求められます。特に雪対策は最重要課題で、これまでは多くの市町村は除雪にエネルギーを費やしてきました。これからは市町村まかせではなく、排雪までを県として積極的に取り組むべきです。

2　公共施設

地形的には、山地が多いので坂道が問題になります。坂道の上りは疲れるし、下りは危険が伴います。車イスを使うときはなおさらで、これらへの対応も求められます。

各市町村の実情に即したコミュニティセンターや図書館などの公共施設の整備。趣味を活かしたサークル活動の充実や、楽しみながら脳や身体の活性化と維持を図れるように、交友の輪を広げる運動を支援していくことが大切です。

３　医　療

高齢化により体力が衰えて、内科以外に整形外科、眼科、皮膚科それに歯科にかかる頻度が多くなるので、医療施設の充実は絶対に欠かせません。各市町村に中途半端な医療施設を配置するのではなく、地方単位に基幹病院をつくり、各地区の診療所と密な連携を図り、高齢者の健康を守るようにすべきです。

医療機関に受診する際や買い物には、コミュニティバスなどを運行させて利便性を図ります。運賃は無料にすると、お年寄りには外出しやすくなります。

４　食

生活の基盤には快適かつ便利さが必須です。歩けなくとも食べることが一番の楽しみということもあるので、飲食店が充実していることが重要です。

なお高齢者の外出は、時速二キロメートルで十五分、距離としては五百メートルが目安とされています。

5　快適さ

交通機関などの基本的な生活の基盤整備は重要です。また行政サービスは、ごみの集配のように日々の暮らしに直結するサービスにも力を入れていくべきです。

6　安　心

高齢になると身体が衰えたり、認知症になったりして介護が必要になり、家族だけでは十分な介護や介助ができない状況も出てきます。そんなときに、スムーズに入居できる老人ホームや介護施設の充実が望まれます。

7　地域の治安

安全な環境としては、外出しやすい環境であることが重要です。歩道を広くし、電柱など通行を妨げるものを取り払い、極端な段差をなくし、限りなくバリアフリー化を進めるべきです。街灯を多くして、一部道路と歩道の段差があるところや、滑りやすい歩道をなくすることです。

8　安心・安全

地震災害は揺れによる倒壊や津波の被害だけではなく、地盤の液状化も問題になります。また水害は一時間で五〇ミリメートル以上の集中降雨で、地域に高低差があれば発生します。山形県は山地が多く、それぞれの山から急峻な川が流れているので、生活の安全を確保するために治山事業は喫緊の課題です。

結　論

高齢者が健全なこころと体を維持して、楽しく生活できる町があるということは、その町の人たち全員にとっても大変すばらしいことです。正しく理想郷に住んでいるということではないでしょうか。山形県が日本一の理想郷になることを目指して実現すれば、国内はいうまでもなく国外からも移住者が来ることでしょう。

公道における歩道の必要性

朝夕に住宅街の道路を散歩していると、車のエンジン音で車が近づいてきたことを知り、その都度道路の端に寄って車が通り過ぎるのを確認してから再び歩きはじめます。最近の車はエンジン音が低くなり、耳の不自由な人には危険きわまりありません。足元を見ると一五センチメートルくらいの白色線が引いてあり、これは歩道と同等の路側帯の境であることに気がつきました。

縁石もなく平坦で歩きやすいのですが、子どもや高齢者の歩行にどれだけやさしいのでしょうか。さらに積雪を除雪車が道路脇に除雪すると雪だまりで白色線さえも見えなくなり、歩道と車道の区別がつかなくなります。

公道に子どもや高齢者のために安全安心な歩道を整備することが、住みよい町つくりの第一歩ではないでしょうか。

なぜ歩道は必要か

子どもの登下校は過疎地ではスクールバスを運行して送迎する地区もありますが、一般的には歩いて通学しています。通学道路で信号や車の通行量が多い地区では、子どもの安全を守るためにボランテアや保護者が通学の見守りをしていますが、これは子どもが安心して通学できるようにする抜本的な解決策ではなく、場当たり的な手段に過ぎません。

抜本的な解決策は歩道を整備し、その上でボランティアや保護者が見守ることです。また高齢者や目や耳の不自由な方が日用品の買い物などに出かける際に、安心して歩くことができることは豊かな生活を送るために重要なことです。

道路の成り立ち

以前は道路は人馬や車が通ることを念頭に置いて整備されましたが、子どもと高齢者、それに障害者が安心して暮らせる町づくりには、歩道の整備は必須であることが理解されるようになってきました。

道路（公道）が出来た経緯については色々な事情がありました。そのなかで市町村道は市町村が道路を直接つくるというより民間が主導して道路をつくり、それを市町村に寄付するということが多かったため、一定規模以上の道路でなければ歩道を整備するという発想はなかったようです。規制なしでつくられた道路であれば、歩道がないことには理解できます。

既に歩道なしで道路が出来てしまったところは、用地買収の問題などからなかなか歩道を整備するまでには至らず、また市町村が道路を整備しようとして、その際に道路脇に歩道を設置するための用地を確保しようとしてもなかなか難しい状況にあります。仮に歩道を整備するための用地を確保したとしても、またさまざまな条件や制限があるのも確かです。

いずれにしても子どもや高齢者が安心して暮らせるやさしい町にするためには、歩道は不可欠です。そのためには、何とか問題を解決して歩道を整備しなければなりません。

歩道の幅員について

歩道は、子ども、高齢者、車いす使用者、杖歩行者、ベビーカーや幼児連れなどの様々な身体特性のある人が通行します。すべての人が安心して通行でき、さらにすれ違うことができる有効幅員を確保することは重要です。

道路構造令では、歩道の幅員を決める根拠として、具体的には歩行者、車いすの占有幅を基礎にして、すれ違う場合の実際の交通形態を想定して次のように規定しています。(ア)有効幅員は、原則として二〇〇センチメートル以上とすること。ただし、市街化の状況その他の特別の理由により、やむを得ない場合においては、当分の間一五〇センチメートルまで縮小することができる。(イ)歩道と車道は、縁石で明確に分離すること。これらは理想であり現実的には歩行者の交通量に応じて片側のみの設置もあり得るとあります。

歩道の型式と路側帯

マウントアップ型式＝歩道の高さは一五センチメートル以上あり、歩道の出入り口だけを切り下げます。

セミフラット型式＝歩道の高さは五センチメートル程度にして平坦性を保ち、縁石で区切って出入り口のところに二〜三センチメートルの段差をつけます。

フラット型式＝歩道と車道を縁石だけで区切り、歩道の高さは車道面と同一です。

路側帯＝道路の端寄りに一五センチメートルの帯状の白線を引いた道路部分です。歩道と同等に考えて歩行者の通行に供します。

それぞれの型式と路側帯の利点と欠点

マウントアップ型式＝歩道と車道の区別が明確になり、車が歩道に進入してくるのを防ぐ効果はあります。歩行者の視線が高くなり、歩行者と車の両者がお互いに確認しやすくなります。しかし歩道と車道との段差が車椅子使用者には不評です。

セミフラット型式＝高齢者や体に障害がある人にも移動しやすい高さです。目の不自由な人にも歩道と車道を識別しやすくしています。

フラット型式＝段差がないので車椅子使用者には好評ですが、目の不自由な人にはわかりにくく不評です。

路側帯＝縁石がなく歩きやすいのですが、歩道と車道の区別がつきにくいのが欠点です。

どの型式を採用するかは各市町村の実情に合わせるしかありませんが、工事する側からは費用が安く、工事期間は短くて済むセミフラット型式やフラット型式が多く採用されているように思われます。マウントアップ型式は主に直轄国道や幹線道路に採用されています。

その一方で①道路構造上やむを得ない場合。②山岳地のように工事が非常に困難な場合、またはその効果に比して工事に過大な費用を要する場合など。③積雪寒冷地で冬期の有効幅員の確保が困難な場合などで歩道を整備することが難しい場合には、路側帯の整備をすることを考慮すべきです。

その他

植樹帯を設けたり、植栽やベンチを配置したり、雨の日に濡れても滑らないようにしたり、雨水が歩道に入らないように横断勾配をつけるなど、潤いのある空間をつくるような配慮が必要です。

積雪地での対応

積雪地では雪と戦うのではなく、雪と共生することを考えなければなりません。

市町村では除雪車を動員して公道の除雪をしますが、道路の積雪を歩道にまで除雪するので、せっかくの歩道は雪のかたまりで埋まってしまい、春の雪解けまでまったく機能不全の状態が続きます。

その上、公道の除雪が不十分であれば、片側一車線の道路が全体で一車線の道路になってしまうことがあります。そのような場合には、公道の端を歩かなければならない歩行者は、より危険な状態になります。

そのために積雪のときには外出を控えるようになり、これが運動不足に繋がり、ついには健康を損なう原因にもなります。折角歩道を整備しても冬期間に使用できなければ歩道の役割は半減します。冬期間も歩道を利用できるようにするためには、排雪や融雪装置を整備することが重要な課題となります。

観光資源としての最上三十三観音霊場

お札打ち

昭和三十年代頃農閑期になると、近所のおじいちゃんやおばあちゃんが気の合う仲間と「お札打ちに行こう」と話をしているのを聞きました。

母に「お札打ち」のことを尋ねたところ、きものを着た上に笈摺《おいずり》という袖なしの薄いきものを羽織り、霊場の札所の戸や柱に自分の名前や願い事を書いた紙（お札）を貼り付けて観音様に「御詠歌」を唱えて巡礼することであると教えられました。

観音様

正式には観世音菩薩もしくは観自在菩薩といい、人々の様々な苦しみや悲しみを取り除き、幸せへと導いてくださることから、抜苦与楽の仏様として信仰されています。

現代は心の時代と言われているように、自分の癒しや自分発見のために巡礼する方がたくさんいるようです。観音様巡礼にはそれぞれに目的があり、またそれぞれの功徳があると信じられています。

その功徳とは家内安全・良縁成就・身体健全・物故者供養・災害復興・世界平和・自己実現などであり、その功徳をいただくために各地から多くの善男善女が巡礼に訪れます。

なぜ三十三カ所の観音様を巡礼するかについては、観音様は三十三の姿に変化して人々を救済すると説かれているからです。そのために巡礼する順序にはとらわれず、また何日かかってでも三十三観音全部の巡礼が完了すれば願いは叶えられると信じられています。

御詠歌

御詠歌とは仏の功徳や教え、寺院の霊験などを詠んだ仏教賛歌です。基本として五・七・五・七・七の短歌形式で、一定の節をつけて唱え上げられる巡礼歌です。

たとえば、第一番の若松観音では、「かかるよに　うまれあふみの　わかまつや　おい

にもたのめ ところゑひところゑ」と唱えます。

最上三十三観音霊場

昔は最上・村山全域を含めて最上地方と言われていたので、最上川沿いに南は上山市から北は鮭川村《さけがわむら》まで点在している観音様を祀る三十三カ所のお寺（札所）を最上三十三観音霊場と言われてきました。

その最上三十三観音を巡礼すれば有難い功徳がいただけると信じられています。第一番から第三十三番までの観音霊場の所在地は次のとおりです。

第一番　若松観音　天童市山元二二〇五－一
第二番　山寺観音　山形市山寺四七五三
第三番　千手堂《せんじゅどう》観音　山形市千手堂五〇九
第四番　圓應寺《えんのうじ》観音　山形市宮町四－一六－二三
第五番　唐松観音　山形市釈迦堂七
第六番　平清水《ひらしみず》観音　山形市平清水九五
第七番　岩波観音　山形市岩波一一五

第八番	六堪《むつくぬぎ》観音	山形市鉄砲町一‐二‐二〇
第九番	松尾山《まつおさん》観音	山形市蔵王半郷二
第十番	上《かみ》の山《やま》観音	上山市十日町九‐二九
第十一番	高松観音	上山市高松五二
第十二番	長谷堂観音	山形市長谷堂二三‐三
第十三番	三河村観音	山辺町三河尻二三
第十四番	岡村観音	中山町岡一〇二‐一
第十五番	落裳《おとも》観音	寒河江市柴橋二四九四‐一
第十六番	長岡観音	寒河江市丸内二‐四‐一九
第十七番	長登《ながのぼり》観音	西川町睦合乙一四二
第十八番	岩木観音	河北町岩木五七〇
第十九番	黒鳥《くろとり》観音	東根市本丸南二‐一〇‐二
第二十番	小松沢観音	村山市小松沢六五〇〇
第二十一番	五十沢《いさざわ》観音	尾花沢市五十沢四八八
第二十二番	延沢観音	尾花沢市延沢竜護寺九二五‐一

第二十三番	六沢《ろくさわ》観音	尾花沢市六沢七四一－三
第二十四番	上《かみ》の畑《はた》観音	尾花沢市上柳渡戸二〇七
第二十五番	尾花沢観音	尾花沢市梺町二四六
第二十六番	川前観音	大石田町川前一一四
第二十七番	深堀観音	大石田町豊田五九六
第二十八番	塩の沢観音	大石田町横山三二七－一
第二十九番	大石田観音	大石田町石田乙六九二－一
第三十番	丹生村《にゅうむら》観音	尾花沢市丹生一六九九
第三十一番	富沢《とみざわ》観音	最上町富沢一三七八
第三十二番	太郎田《たろうだ》観音	最上町若宮一一九
第三十三番	庭月《にわつき》観音	鮭川村庭月二八二九

観光資源としての霊場

最上三十三観音霊場は様々な地形のところにあります。たとえば第一番の若松観音や第二番の山寺観音は山の中に、第二十六番の川前観音や第三十三番の庭月観音は川の近くに、そして第八番の六堪観音や第十六番の長岡観音は街の中という具合です。また第二十七番の深堀観音は近くに温泉があり、美味しい果物やおそばを食べることができます。

最上三十三観音霊場巡りはひと昔前までは高齢者の信仰心から行なわれていましたが、現代は若い人の間で隠れた一種のブームになりつつあるようです。その理由は、静かな雰囲気の霊場で御詠歌を唱えることで精神的に安寧になれること、霊場の近くに温泉があり、お湯に浸り肉体的にリフレッシュできること、また友だちや同僚と巡礼した場合はレクリエーション気分で山や川の景観を楽しむことができること、霊場の近所の人々と日常生活の会話を交わすことで人情が湧くことなどが挙げられます。

移動手段は何であれ、人が移動すればその土地のお土産を買ったり、その土地ならではの食材を調理したものを食べたりとその経済効果はもちろん、地域の活性化にも寄与します。

これまでは観光資源といえばスケールの大きい景色や建造物が主流で、規模の小さな地域密着型のものは廃れる運命にあって、顧みられることはあまり期待されませんでした。

そこで発想を変えて、この最上三十三観音霊場を県内の観光地として若者にレクリエーションの一環にツーリングやハイキングとして推奨してみてはどうでしょうか。信仰心をもたないで巡礼とは不謹慎と言われるかも知れませんが、それぞれの観音様にはそれぞれの謂われがあります。それを学ぶことは郷土愛にも繋がり、今まで知らなかったことを知る大きなチャンスでもあります。

しかしいずれの霊場も交通の便は決してよくありません。このことは若者にとってあまり問題ではなく、一番大事なことは駐車場の整備とき

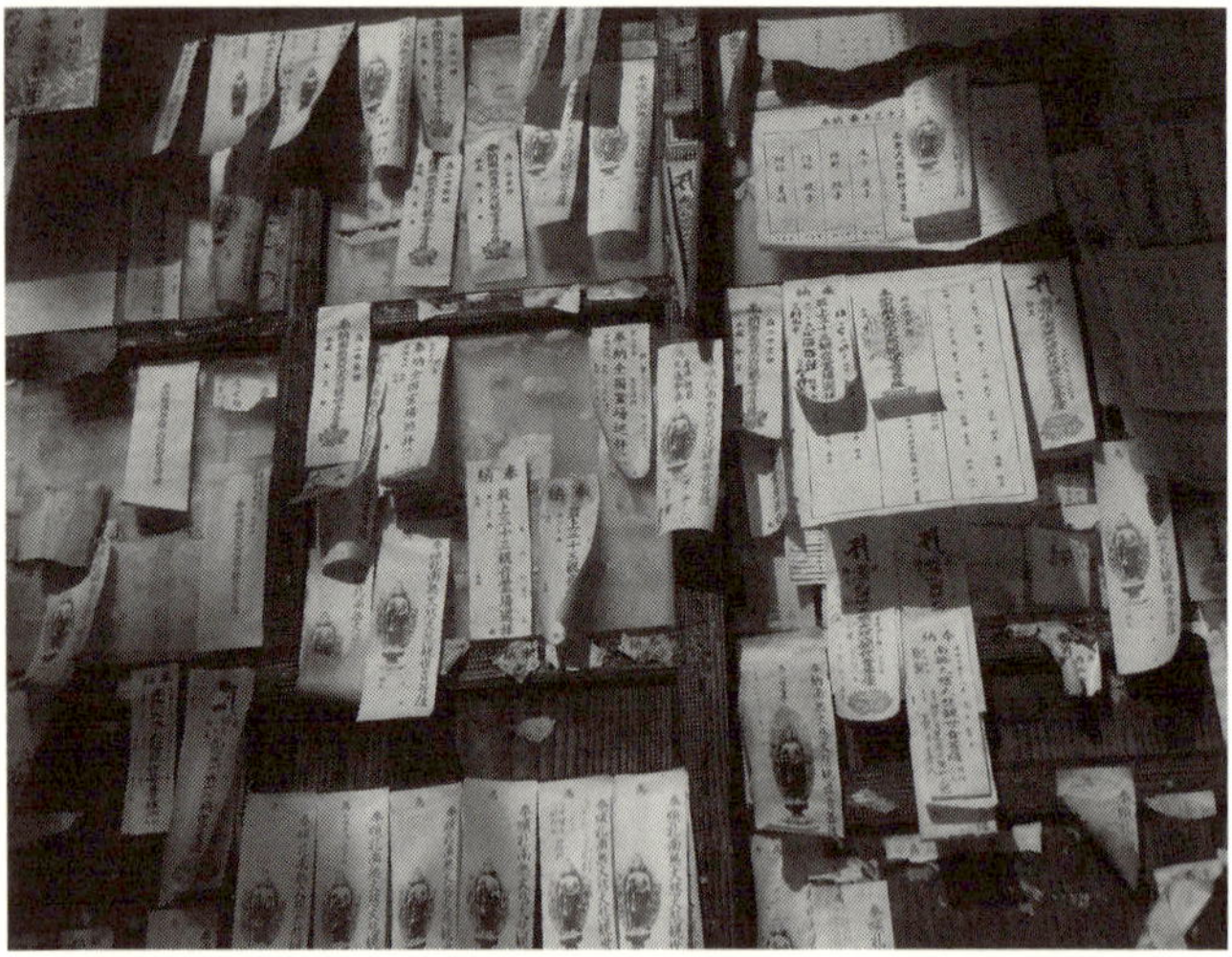

霊場の札所の戸に自分の名前や願い事を書いた紙が貼ってある

れいなトイレの設置です。それぞれの霊場管理者が整備することが難しいのであれば、県や自治体が知恵を出して整備すべきと考えます。

この企画が実現すれば人の往来が盛んになり、経済的にも文化的にも活性化が図られ、将来的に地域の過疎と過密の平準化が期待されます。

第七章

私が選ぶ名所旧跡

県内のB級名所旧跡(一)　村山地方

高校時代までは寒河江で過ごしましたが、その後弘前で四十五年間過ごし、平成二十一年に再び寒河江に戻ってきました。そのために県内はおろか村山地方の名所旧跡についてもほとんど知識はなく、知っているのはせいぜい蔵王と山寺の立石寺くらいでした。この二カ所は全国的に有名な山形県を代表する観光地なので、山形県人でなくても知っています。

最近の流行語にB級グルメという言葉があります。B級グルメとは、①贅沢でなく、②安い値段で、③日常的に食され、④庶民的で、⑤美味しいと評判の料理を指す言葉と解されます。

これに倣《なら》って名所旧跡にもB級名所旧跡があっても良いと思い、自分勝手にB級グルメと似たような基準を当てはめて、それをB級名所旧跡としました。すなわち、入場料や拝観料は不要で、車で手軽に行けて、見る人に十分に感動を与えるところとなります。

一般に山形県を代表する名所旧跡と言えば、蔵王、出羽三山、山寺立石寺などが挙げられます。これらはA級の名所旧跡で多くの方が訪れたことがあるでしょうから、ここで取り上げる必要はないでしょう。現役を退いた機会に地図を買い求めて、県内を村山、最上、置賜、庄内の四地方にわけ、それなりの名所旧跡を勝手にB級名所旧跡として訪ねてみました。まずは村山地方です。

神通峡《じんつうきょう》

県道二七号左沢—大井沢線で柳川から入ると、朝日連峰の峰々から流れ出た月布川渓流に巨岩絶壁を数千年かけて砕いて作った渓谷が眼前に広がる、それが神通峡です。

この渓谷は山形県内で残された秘境の一つです。神通峡の約四キロメートルの区間に十年前に遊歩道が整備されました。六月の雪解けの頃は清々しい新緑が日光に照らされて目に眩しく感じられます。鶯の鳴き声も聞かれることもあります。また十月末からの秋の紅葉はいちだんと美しく心が洗われます。数年前の集中豪雨で道路が決壊し、しばらく通行不能となっていましたが、現在は復旧して以前の姿を取り戻しています。

十部一峠《じゅうぶいちとうげ》

国道四五八号の肘折温泉から寒河江までの一部ですが、日本で唯一の未舗装区間が残る国道で、「最後の未舗装国道」（平成二十九年九月現在）として全国的にも知られています。

一年の半分以上は積雪による通行止め、夏期でも総重量六トンを超える大型車の通行は出来ません。現在はカーブや急勾配区間を中心に、わずかながら舗装工事が進行しており、未舗装区間は少しずつなくなってはいますが、今でも雨が降ればぬかるみ、断崖絶壁に切られた未舗装区間があるので、運転には細心の注意が必要です。（平成二十九年九月現在）

十部一峠付近に展望台があり、そこから雄大な月山の鮮やかな姿が眺められ、気分は爽快になります。肘折から寒河江に向かった方が運転は楽です。

峠名は、かつてこの峠に番所が置かれていて、通行料として「十分一役銀」を徴収していたことに由来します。

最上川三難所

最上川は西吾妻山を水源とし、置賜、村山、最上、庄内の県内全域を川筋として日本海に入る川で、総延長二二九キロメートルの流路がすべて山形県に属しているので、これぞ県民にとって母なる川（Mother river）です。

最上川中流域に、碁点《ごてん》・三ケ瀬《みかのせ》・隼《はやぶさ》の瀬という岩礁が露出している「三難所」があります。

碁点の名は川床に碁石を並べたような岩の突起があることに由来していて、深場以外のところは岩礁が水面間際まで迫り出しています。三ケ瀬は、細長い岩礁が三層をなして縦に並んでいることに由来しています。隼の瀬は川底全体を岩礁が覆い急流になっています。この三難所は江戸時代から紅花を京都まで船で運ぶのに川の流れを塞いでるので危険な場所として恐れられてきました。

最上川三難所は国道三四七号尾花沢―河北線の富並と稲下付近にあり、川岸に佇んで川の流れを見ながら往時の紅花を京都まで運んだ歴史に思いをはせるのは非常に楽しいです。特に新緑、紅葉の季節は最高です。

向川寺《こうせんじ》の大カツラ

樹種はカツラで樹高は三九メートルあります。目通り幹囲は七・一メートルで推定樹齢は三百年以上です。所在地は大石田町横山字黒滝で、県道三〇号線から最上川の黒滝橋を渡って西側の向川寺の入り口にあります。山形県指定天然記念物（昭和三十五年十二月十六日指定）です。

ギフ蝶

蝶に興味のある方はご存知でしょうが、県道三〇号線の大石田町川前の亀井田橋のたもとに最上三十三観音二十六番札所の川前観音があり、その境内に生息していて、大石田町の指定天然記念物です。

日本の固有種で、本州の秋田県南部の鳥海山北麓から南方にに分布しています。成虫の前翅長は三〜三・五センチメートルあり、成虫の翅は黄白色と黒の縦じま模様で、後翅の外側には青や橙、赤色の斑紋が並んでいます。下草の少ない落葉広葉樹林に生息し、成虫は年に一度だけ、三月下旬〜六月中旬に発生します。ただし発生時期はその年の残雪の量に左右されます。サクラ、スミレなどの花を好んで吸蜜しますが、黄色い花にはほとんど集まりません。
駐車場もあり、最上川の流れを見ながらのギフ蝶の観察は童心に返ります。

田麦俣《たむぎまた》の多層民家

国道一一二号線六十里越街道の鶴岡市田麦俣字七ツ滝に多層民家（旧遠藤家住宅）があります。田麦俣部落は、庄内と内陸を結ぶ六十里越街道の要所で、湯殿山《ゆどのさん》信仰が盛んになるにつれて、宿場的性格を帯びてきました。江戸時代後期の文化文政年間に建てられたものと推定されています。
当初は寄せ棟造りでしたが、明治に入って養蚕が盛んになると、屋根の改造が行なわれ、平側にも採光と煙出しの窓が造られて、風格のある建物に変わっていきました。歴史の勉強になります。

七ツ滝

国道一一二号線六十里越街道の多層民家から約十分湯殿山方面に行ったところに七ツ滝があります。七ツ滝は梵字川の上流、田麦川に流れ込む七ツ滝沢に懸かる滝で、高さ約九〇メートルから三段になって落下する滝です。上段は幅が狭く、中段で一度大きく広がり、また狭まって勢いよく下段の滝壺へ落下します。

夏の木の葉が茂っているときは、滝の音は聞こえますが爆流は見えません。秋の落葉の季節には十分に楽しめます。

浮　島

国道二八七号線から県道一一二号左沢浮島線に島が浮遊する神秘の沼として有名な朝日町大沼があります。アシなどが堆積してできた直径〇・三〜三・六メートルの大小六十余りの浮島です。風に関係なく湖面を浮遊する葦の島です。

昼夜の気温差が激しい春から初秋にかけての朝夕に、浮遊する様子が多く見られます。しかし夏は虻やマムシがいるので注意が必要です。

県内のB級名所旧跡(二)　最上地方

県内の名所旧跡を車で巡るには、春から秋にかけてがよいでしょう。特に今回紹介する最上地方のB級名所旧跡については、五月の連休以降から十月末ころまででしょう。

前森高原《まえもりこうげん》

最上町大字向町の国道四七号線を鳴子方面に約十分走行すると信号があり、左折して道なりに進むと前森高原に着きます。小国盆地《おぐにぼんち》や禿岳《かむろだけ》（小鏑山《こかぶらやま》）の眺めがよく、放牧場と大草原が広がっていてハイキングに最適です。

子どもを連れて行くと大喜びすることでしょう。お腹がすいたら、そば処『はらっ葉』での食事をおすすめします。近くには上質の蕨が沢山繁茂していて自由に採ってもよいようです。

幻想の森

国道四七号線JR高屋駅付近から左方向に足場の悪い道路を約十分走行すると、木の間から光が射し込み、緑に包まれた世界が広がります（戸沢村山ノ内地域）。小鳥のさえずりと風の音しか聞こえない静かな森で、悠然とそびえ立つ杉の巨木群の姿はまさに幻想的です。

幻想の森に生い茂る山ノ内杉は、最上峡一帯に見られる天然杉です。樹齢千年を超えていると思われる老木が沢山ある神秘の森です。大きなコブのあるねじれた幹が複数伸びていて太いものは幹周りが約一五メートルもあり、これが杉の木かという不思議な光景が見られます。

トトロの木（小杉の大杉）

新庄市街から国道四五八号線経由で県道三一五号線に入り、鮭川村大字曲川字小杉地内に樹齢千年以上、樹高約二〇メートルで幹周りが約六・三メートルの立派な大杉があります。

大人気アニメの『となりのトトロ』のキャラクターのように見えるため人気を呼んでいて、駐車場もあります。雪が解けて土が乾いた頃にはフキノトウが一面に繁茂しているので、採ってきて味噌和えやフキ味噌にすると最高です。

木の根坂分校のガッコそば

鮭川村の中心部から県道五八号線経由で県道三七七号線に入ると、車一台分ほどのくねくねの深い山道になります。不安になる頃に道中のあちこちに看板が目に入り、約三十分走行し坂道を登り終わると、『みやまの里 木の根坂』が見えてきます。そこが平成十九年三月に児童数の減少により七十年の歴史を閉じた、元の鮭川村立曲川小学校木の根坂分校で、今は手打ちそば屋に変身しています。

建物は木造平屋建てで、玄関の下駄箱は当時のまま使われており、廊下には生徒たちの絵や写真が飾られてあります。「職員室」というプレートも残っていて、教室にはチョークと黒板があり、小学生に戻ったような懐かしい気分にしてくれる教室は食堂になりました。ここでは近くの人たちがそばを打って提供してくれます。季節の採りたての山菜が盛りつけられて非常に美味です。

道路は狭いですが、沿道には夏の白いヤマユリの甘い香り、そして秋には色彩豊かな紅葉が魅力的です。

猿羽根《さばね》峠《とうげ》

旧国道一三号線の舟形町舟形猿羽根山公園内に、松尾芭蕉がこの道をたどって新庄に向かったという、羽州街道難所の歴史的な猿羽根峠があります。旧道が残っていて山頂には地蔵尊があり、そこまでは車で入れます。

猿羽根峠の広場から眼下に最上川のゆったりとした流れが眺められます。芭蕉は多分その場所で発句したと思われる「風の香も南に近し最上川」の句碑があります。ここで高校時代の古文を思い出し「月日は百代の過客にして、行かふ年も又旅人也」と吟ずるのも一興です。

分水嶺（堺田）

国道四七号線堺田の旧有路家住宅（封人の家）の近くに分水嶺があります。東北地方の背骨である奥羽山脈は、日本海と太平洋とを分ける大分水嶺です。堺田駅前広場の用水路は、東西の海へと分かれる分岐点を目の前に見ることができます。

東側は江合川、旧北上川を経て石巻《いしのまき》市の太平洋へ、西側は小国川、最上川を経て酒田市の日本海へと注ぎます。降った雨が日本海の水になるか、太平洋の水になるかの境目が堺田にあるのです。降った雨水がここで日本海と太平洋に別れてしまい、二度と会えなくなるのだと子どもたちに説明すれば、大いに感動することでしょう。

清水城址《しみずじょうし》

国道四七号線新庄方面から本合海バイパスの大蔵橋を渡り、大石田畑線三〇号線に入り最上川沿いに走行し、突き当たりを右折するとすぐに小高い丘になっています。清水の地は、かつては最上川中流域の中心都市であり、北前船が日本海航路から最上川をさかのぼり、山形県内陸へと物資を運ぶための重要な中継基地だったのです。

清水城は最上川とその支流である藤田沢川との間にある台地の北端に築かれた城で、建物は残っていませんが、土塁、空堀等は残っていて、中世の城郭構造が分かる貴重な史跡です。本丸の南側に空堀を挟んで東西に細長い曲輪があり、南方の空堀に対しては土塁が付いていて、その南側は二ノ丸が広がっていたようです。二ノ丸の南側は大手門跡で石碑と案内板が設置されてあります。

歴史的には慶長十八年（一六一三年）に、最上家は密書により徳川家康《とくがわいえやす》から清水義親《しみずよしちか》と豊臣秀頼《とよとみひでより》との内通を疑われてしまいます。最上義光《もがみよしあき》の死後、その家督を継いだ実兄の最上家親《いえちか》は疑いを晴らすために弟の清水義親の追討を決断し清水城を攻めて落城させます。清水義親は、嫡子義継《よしつぐ》ともども切腹させられ、ここに清水家は滅亡し、清水城は廃城となりました。

県内のB級名所旧跡㈢　置賜地方

英国人イザベラ・バードに「東洋のアルカディア」と称賛された置賜地方は、歴史と文化がぎっしり詰まっていて、これまでにも多くの人から紹介されてきました。

最上川源流

山形県人なら母なる川「最上川」の源はどこかと知りたくなるのは当然のことでしょう。最上川の源流は、山形県と福島県の県境にある西吾妻山《にしあづまやま》(標高二〇三五メートル)の中腹（標高一二〇〇メートル）にある「火焔《ひのほえ》の滝」とされています。

滝を眺めるには、米沢市街から地方道二号線（西吾妻スカイバレー）を福島県境方面に車を走らせると西吾妻山の中腹に駐車場があり、最上川源流の碑が設置されています。ここに立つと生命の起源を思い起こさせてくれます。ここから村山、最上、庄内と各地方に恵みをもたらして酒田まで流れて行くことを思うとジーンときました。

五月の連休の頃は残雪があり、滝の水量は多く、山は新緑で目に美しく、道路には雪解け水が流れて非常にさわやかです。また秋の紅葉の時期は、標高約一〇〇〇メートルの白布温泉付近の紅葉の色と標高約一二〇〇メートルに設置されている最上川源流の碑付近の紅葉の色の違いは、はっきりと区別がつきます。中学校の理科の教科書で、標高が一〇〇メートル単位で紅葉の色が違ってくることを教わったことが、今になって実感されて感動しました。

笠松鉱泉《かさまつこうせん》

県道二三二号線（米沢街道）を米沢市街から約十五分、途中まで山形新幹線と併走し、さらに踏切を渡っていくと林道沿いに一軒宿があり、それが笠松鉱泉です。林道なので道幅は狭いですが、比較的整備されているので走りやすいです。

笠松鉱泉は周囲を背の高い針葉樹に囲まれ、まるで炭焼き農家のような佇まいです。夏は車を停めてから玄関へ辿りつくまでのアブが凄いので気をつけなければなりません。館内は素朴な一般のお宅といった感じで、玄関を入るとすぐ目の前が家人の寛ぐ居間となっています。

珍蔵寺《ちんぞうじ》

南陽市漆山の県道二四七号線から入ったところに鶴布山《かくふざん》珍蔵寺があります。創建は寛正元年（一四六〇年）で伊達《だて》氏や上杉《うえすぎ》氏なども訪れたという名刹です。開山縁起では寺名にもなった珍蔵は「鶴の恩返し」で鶴を助けた本人の名で、この寺を開山したとも言われています。

現在の本堂は文化四年（一八〇七年）に再建された古建築物で寄棟、銅板葺、平入、外壁は真壁造り、白漆喰仕上げです。山門は切妻、銅瓦棒葺、一間一戸、四脚門、木鼻には獅子、桁には波の彫刻が施されています。

境内にある「仏足石・仏足石歌碑」は、案内板によると明治三十四年（一九〇一年）に建立されたものです。庭園は美しく、特に桜の頃の景観はすばらしく、心癒やされます。

吉田橋

日本では橋の名前（橋名）の大部分は土地の名前を冠しています。しかし国道一三号線の南陽市小岩沢字静御前地区の前川に架けられた、石造りの眼鏡橋（アーチ型橋）の橋名は、石工職人吉田《よしだ》善之助《ぜんのすけ》の名前を冠しています。

この吉田橋は、山形県令の三島《みしま》通庸《みちつね》が明治十三年（一八八〇年）に南陽市宮内出身の代々続いた石工（石を加工したり組み立てたりする職人）に命じて架けさせたアーチ型の石橋です。全長九メートル、幅員六・四メートルで、アーチの高さは八・八メートルです。

橋の欄干は、コの字型の石を一段目と二段目でずらして組み、両端の親柱は奇岩を模して自然石のように仕上げてあり、下部はアーチ型（眼鏡型）、上部は両端に飾り石を配した欄干と、和洋折衷様式の美しい石橋です。

昭和四十三年十月に南陽市指定文化財に登録され、今でも原型をとどめ、山形県の県道として利用されています。

鳩峰峠《はとみねとうげ》

国道三九九号線高畠町と福島市茂庭の境にある標高七八五メートルの峠です。高畠《たかはた》町《まち》からはしばらくの間は走り易い二車線路が峠に向け東に伸びています。鳩峰峠の道は「東北のいろは坂」と呼ばれているそうです。その名の通り山形県側は谷筋に沿って道が何度も曲りくねり、峠道は狭隘のために大型車は通行止で、また落石も多く、通行には注意を要します。崩落や工事で通行止になることも多く、当然のことですが冬期は通行止です。

峠は山形県側が急勾配で一気に峠まで駆け上り、途中に稲子《いなご》集落を経由しながら、深い森を茂庭《もにわ》集落まで走ります。峠は視界が開けていて、福島県側と山形県側ともに遠くまで見通すことができます。頂上には数台が駐車可能なスペースがあり、晴れた日に眺める米沢盆地の田園風景は大変に美しく、まさに絶景です。福島県側はなだらかに広がり、「鳩峰高原」と呼ばれるにふさわしい地形です。

最初のドライブでは運転に気を取られ、周りの景色を見る余裕はありませんが、回数を重ねるにつれて峠越えの醍醐味が痛感できます。

木地山《きじやま》ダム

長井《ながい》市街から県道二五二号線を案内板に従って北上すると、岩切トンネルをくぐり一路木地山ダムに向かいます。手前の長井ダム周辺は紅葉がとてもきれいで、ここから先は次第に細い山道となり、未舗装の道路が続きますで、多くのドライバーはここで引き返しますが、その奥に木地山ダムがあります。

ダムの周りに沿って更に奥へ行くと、日本三百名山に数えられ、鋭角な三角錐形であることから東北のマッターホルンと呼ばれている標高一四一七メートルの祝瓶山《いわいがめやま》が眺められます。この景色を見ると、秋だけではなく春も夏も来てみたいと思うはずです。

くぐり滝

上山市から国道三四八号線境小滝トンネルより白鷹トンネル（別名細野トンネル）に向かう途中から案内に従い小道へ入り、駐車場まではさびれた林道のような道が約六キロメートル続きます。道幅は車一台がギリギリ通れる程度ですが、ところどころに待避所があるので、対向車が来たら何とかしてうまくすれ違うしかありません。

駐車場で車を置いて十分程度歩くと、くぐり滝に到着します。くぐり滝は、最上川の支流の吉野川の最上流部の沢が岩を突き破ってできた穴から流れ落ちている段瀑で、総落差は約十四メートルです。説明によると、滝口にできた円形の穴は長い年月をかけて浸食されたのだろうとあります。

訪ねるのは新緑の季節から七月上旬までがよいと思います。と言いますのは、夏は蜂がブンブンいて危険を感じるからです。しかし一見の価値は十分にあります。

県内のB級名所旧跡㈣　庄内地方

県内で海に面しているのは庄内地方だけです。このことだけでも内陸の地方と異なる文化を有していることは容易に想像できます。

しかし庄内地方のなかでも、海手と山手では言葉が少し違います。たとえば「無い」ことを海手では「ネー」と言い、山手では「ナイ」と言います。「ネー」は北前船（京言葉）、「ナイ」は内陸言葉の流れではないかと思われます。

この程度の差異は大きなことではないのかもしれませんが、言葉は文化である以上、双方で文化の成り立ちが違うように思えます。

丸池様《まるいけさま》

国道七号線の吹浦町内から箕輪鮭孵化場《みのわさけふかじょう》を目指して走行すると、約五分（遊佐町吹浦字七曲堰東）で牛渡川《うしわたりがわ》に隣接する神聖な池が現れます。それが直径約二〇メートル、水深三・五メートルの丸池様です。

県内唯一といわれる鳥海山の伏流水（湧き水）だけを水源とした池で、天気が良い日は光の加減によってエメラルドグリーンに見えます。透明度一〇〇％で、水はあくまで冷たく澄んでおり、水中の倒木さえもなかなか朽ち果てることなく、池底に沈んでいます。

池の周りの木々は原始林で、遊佐町指定の天然記念物として保護されており、大物忌神社摂社《おおものいみじんじゃせっしゃ》で、丸池をご神体とする丸池神社があります。池を荒らしたりすると目が潰れる、との言い伝えがあり、目の神様として古くから地域住民の信仰の対象となっています。町民はこの丸池を呼び捨てではなく、崇敬の念をもって丸池様と呼んでいます。

また隣を流れる牛渡川は水が清冽のため梅花藻《ばいかも》が繁茂しており、秋には産卵のために鮭が遡上してきます。

さざれ石

県道三七三号線の遊佐町上蕨岡地区の鳥海山大物忌神社蕨岡口之宮境内《わらびおかくちのみやけいだい》に、「さざれ石」が鎮座しています。このさざれ石は岐阜県の春日村で発見されたもので、後になってここに奉納されたものです。

さざれ石は、もともと小さな石という意味ですが、長い年月をかけて小石の欠片の隙間を炭酸カルシウム（CaCO3）や水酸化鉄が埋めることによって、一つの大きな岩の塊に変化したものです。細かい石が巌《いわお》となる過程が、非常に長い年月を表す比喩として用いられています。

国歌『君が代』に「さざれ石の巌となりて―」と詠まれている「さざれ石」とはこの石です。日本では滋賀県と岐阜県境の伊吹山《いぶきやま》が主要産地です。

アトク先生の館

三川町大字押切新田字三本木に、昭和初期に皇室関係の建築物の設計に携わった宮島《みやじま》佐一郎《さいちろう》氏が手がけた近代和風建築で、総檜造りの平屋の建物です。

居室の一部には秋田杉や薩摩杉が使われていて、障子板は楓玉目、筍目などの木目を活かした装飾が施されています。また、北側の廊下は、檜の一枚板、東側の廊下は末広張りといわれる扇形に板を配置しています。

庭園にある池の周りには五葉松、欅、桜の大木と、見事に刈り込まれたつつじが配され、季節の変化を楽しむことができます。趣ある組石の中にある青い坪石は、北前船の帰りに京都から運ばれてきたものです。

家主（阿部徳三郎《あべとくさぶろう》氏）だった方の愛称から「アトク先生の館」と名付けられました。映画『おくりびと』のポスターにもなっている納棺シーンは、この館で撮影されました。

直世《すぐせ》の桜

畦道風の県道三七一号線を北上します。遊佐町直世字中山地区の洗沢川河畔の桜並木は、日本の原風景を思わせてくれます。残雪の出羽富士・鳥海山（二二三六メートル）を間近にして、鳥海山に源を発する昔ながらの石垣で護岸された洗沢川沿いに、約六十本のソメイヨシノの桜並木があります。

歴史的には昭和三十三年（一九五八年）に皇太子ご成婚記念に植えられたので、それほど古くはありません。毎年咲き誇る時期がずれるので、出かける前に観光協会（〇二三四－七二－五六六六）に確認することをお勧めします。

下田沢《しもたざわ》かたくり園

山形自動車道の庄内あさひインターチェンジから県道三四九号線を約二十分走行すると鶴岡市下田沢に「下田沢かたくり園」があります。

花の見ごろは四月下旬～五月上旬で、荒沢ダムから流れる川に架かるつり橋を渡ると、約二ヘクタールの敷地に可憐なかたくりの薄紫色のじゅうたんが広がっています。東北有数のかたくり園です。

總光寺《そうこうじ》

国道三四五号線から県道三六二号線に入ると、キノコスギ（県指定天然記念物）が美しく立ち並ぶ参道が見え、豪壮な山門に迎えられます。参道両面に並ぶ約一二〇本のキノコスギは、江戸時代の初めに植樹されたといわれ、約三百五十年の歳月を生きています。

本堂の裏に蓬莱園と呼ばれる庭園があります。池、泉、築山を配し、遠く峰の薬師を望み、滝を落として禅宗の寺にふさわしい静寂の美を漂わせる庭園で、国の名勝に指定されています。小堀遠州《こぼりえんしゅう》流の様式を取り入れ、春のつつじと秋の紅葉はことのほか美しいです。

眺海の森

県道三四五号線から入る松山地区の標高二七〇メートルの丘陵地帯にある森林自然公園です。北には出羽富士・鳥海山、南に霊峰・月山、西には広大な黄金色に輝く庄内平野と緩やかに蛇行して流れる最上川、日本海に沈む夕日の雄大さ、さらに飛島を眺められる自然公園です。

秋になると広葉樹が一斉に染まり、曲がりくねって登る山道の脇には、あざやかに彩った樹木が広がります。眺海の森は、紅葉の景勝地でもあります。四季を通していつ行っても心が揺り動かされます。

眺海の森から県道三一五号線を山手に向かって走行すると、道路右脇に阿部次郎《あべじろう》の生家（旧阿部家）があり、さらに十分くらい行くと酒田市民の飲料水（水道用水）の水源である田沢川ダムがあります。新緑の季節や紅葉狩りには絶好のスポットです。

湯田川《ゆたがわ》温泉・梅林公園

名勝・金峯山《きんぽうざん》の山懐にあたる湯田川温泉内にあり、竹林に囲まれた風光明媚な公園です。春になると、温泉街を見下ろすように約三百本の紅梅・白梅が咲き乱れます。見ごろは三月下旬～五月上旬です。毎年、梅の見ごろにあわせ「梅まつり」が開催され、女将さんたちによる屋外で抹茶を楽しむ野点《のだて》が行なわれます。

梅のほかにも、ぼたん、つつじ、さつき、あやめ、水仙なども楽しめます。

県内のダム巡り

ダム建設に関しては、建設推進派は治水や利水の面からの効用を述べますが、一方の建設反対派は自然破壊について述べるという具合で、どちらにも言い分があります。しかし、私にはこれまではダムの建設についてほとんど関心はありませんでした。

平成二十五年の夏に内陸地方が豪雨に見舞われ、寒河江川の上流からの濁流が寒河江ダムに流れ込みました。寒河江川の水を飲料にしている寒河江市、天童市、上山市では寒河江ダムの水の濾過機能が間に合わなくなったために、約一週間にわたり断水の危機に陥りました。

これを契機にダムについて関心をもつようになりました。手始めに県内のどのようなところにダムが造られているのかを調べたところ次頁の図のとおりでした。当然のことながらこれらダムの大部分は山の奥に造られています。

私のダムについての関心は建設の良否にあるのではなく、ダムの周りの景色を見ることにあるので、ドライブで出掛けるには自ずと晩春と初秋が中心になりました。時間と距離的な制約もありましたが、約二年かけてほぼ見て回りました。ここでは主なダムを紹介します。

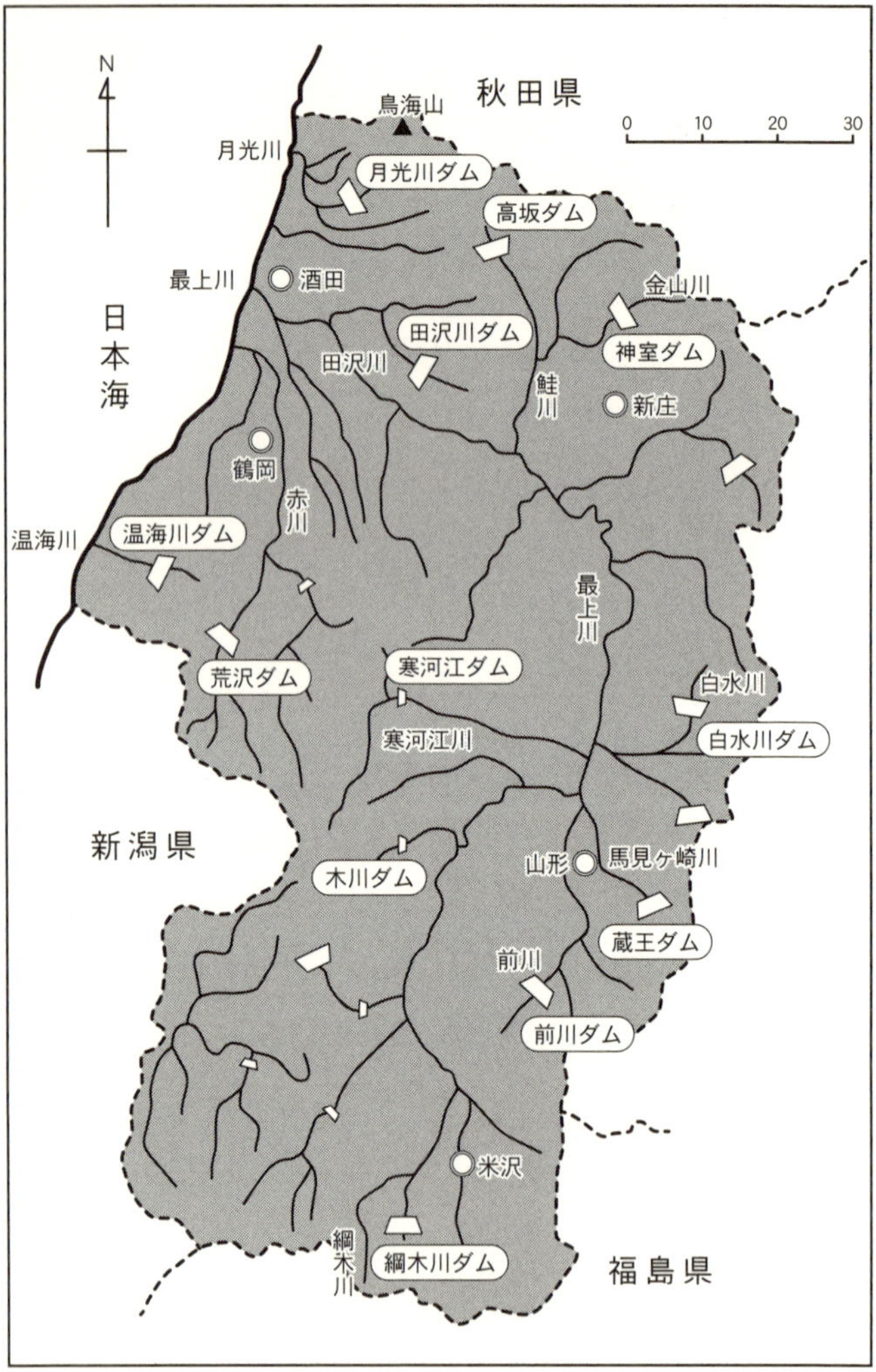
N
秋田県
鳥海山
0 10 20 30
月光川
月光川ダム
高坂ダム
最上川
酒田
金山川
日本海
田沢川ダム
神室ダム
田沢川
鮭川
新庄
鶴岡
赤川
温海川
温海川ダム
最上川
荒沢ダム
寒河江ダム
白水川
寒河江川
白水川ダム
新潟県
山形
馬見ヶ崎川
木川ダム
蔵王ダム
前川
前川ダム
米沢
綱木川
綱木川ダム
福島県

月光川《がっこうがわ》ダム

遊佐駅から県道六〇号線を車で月光川沿いに約十五分遡上すると、遊佐町杉沢字嶽の腰に位置して月光川ダムがあります。

秀峰・鳥海山にその源を発し、急峻な地形を一気に流下し、吹浦にて日本海に注ぐ月光川です。鳥海山が眼前に迫る光景は実に雄大です。十月中旬から下旬の紅葉はきれいです。

高坂《たかさか》ダム

高坂ダムまでのアクセスは国道三四四号線を真室川町から酒田市方面に直進し、林道の交差点付近の「高坂の大カズラ」を右折してさらに直進します。鮭川に沿ってオフロードを遡ること約一キロメートルで、国有林に囲まれた緑豊かな高坂ダムに到着します。

真室川町大字差首鍋《さすなべ》に位置する高坂ダムのブナ林に囲まれたダム湖周辺は、イヌワシやオオタカが生息していて、新緑時と紅葉時には絶景のレクリエーションの森になっています。

高坂ダムの沢にはコイ、フナ、ハヤが沢山生息しているらしく、休日には釣り人が来ていると近くの住人が教えてくれました。

神室《かむろ》ダム

神室ダムは、秋田県境神室山に源を発し、金山町《かねやままち》をほぼ西流し真室川町にて最上川支川の真室川に合流する金山川に建設されたダムです。

国道一三号線から県道七三号線を金山川に沿って、金山杉の杉並木を約二十分進みます。道幅は余裕がないので、車のすれ違いには注意が必要です。

晩秋の夕方は静寂そのもので、たいへん神秘的です。途中に大自然を満喫できる遊学の森やレクリエーションの場もあり、子ども連れで大いに楽しめます。

田沢川《たざわがわ》ダム

酒田市土渕にある眺海の森から県道三一五号線を田沢川に沿って約十分遡上します。

最上川水系田沢川は大森山に源を発し、酒田市(旧平田町、旧松山町)を西流する河川です。酒田市の耕地等に対する水源として利用されていますが、酒田市民への水道用水の需要にも応えています。

　道路はよく整備されていますので快適なドライブを楽しめます。紅葉より新緑の季節を勧めます。さらに田沢川の上流までドライブできそうなので、折を見て行ってみたいと思っています。

白水川《しろみずがわ》ダム

　東根市街から県道二九号線を通り、途中から白水川に沿って約十分遡上すると、東根市泉郷元後沢アザミ沢に白水川ダムがあります。ダムは治水と東根市若木地区の果樹園へのかんがい等を目的として建設されました。

　ダム周辺部は広々とした遊水広場が造成されて、広く解放されています。自然の音に囲まれてリフレッシュしたい方にお勧めします。

蔵王ダム

　山形市上宝沢字葉の木沢の馬見ケ崎川《まみがさきがわ》に建設されたダムです。馬見ケ崎川は、蔵王山系に源を発し、山形市を貫流し須川《すかわ》に合流します。山形蔵王インターチェンジから県道二七二号線を馬見ヶ崎川に沿って約十五分遡上すると、途中にゲンジボタルの保養地があり、さらに進むと目的地に着きます。

ダムの天端《てんば》高は標高六〇四メートルで、全国でも有数の高地にあるダムです。天端とは、ダムや堤防の一番高い部分のことです。

時折聞こえる鳥の鳴き声以外は、ほとんど風の音しか聞こえません。緑に囲まれた自然の中で、青葉が強く目にしみる感じです。ダム湖の周りには散策路があり、市民の憩いの場となっています。

前川《まえかわ》ダム

国道一三号線の羽前中山駅から東へ約一キロメートル行ったところに、須川の支流の前川にあるダムです。

前川ダム貯水池はヘラブナの釣り場としては知られていますが、周りの景色を期待する人にとっては風光明媚とは言えず、あまり期待はできません。

綱木川《つなきがわ》ダム

米沢市街から県道二三三号線を綱木川に沿って約一〇キロメートル遡上した米沢市簗沢字石子にあります。置賜地域（米沢市、南陽市、高畠町、川西町）の洪水による被害を防ぎ、また水道用水確保のダムとして完成しました。

ドライブコースとしては良好で、のんびり運転で紅葉の季節は最高です。

温海川《あつみがわ》ダム

温海川は、その源を越後山脈の北端三方倉山に発していて普段は情緒豊かな川ですが、再三の氾濫で流域に多くの被害を及ぼしてきました。このため鶴岡市一霞布滝にダム湖「奥温海湖」が造られ、町の交流拠点整備の一環として位置づけられました。日本海東北自動車道のあつみ温泉インターチェンジから県道四四号線に入り、あまり状態のよくない道路を約十分走行すると目的地に着きます。

山々の紅葉が湖面に映し出され、美しい景観が楽しめますが、場所によっては木が邪魔をするところがあります。駐車場は幾つか整備されているので快適です。

荒沢《あらさわ》ダム

山形自動車道の庄内あさひインターチェンジから県道三四九号線に入り、朝日連峰・以東岳《いとうだけ》にその源を発し日本海に注ぐ赤川を約三十分遡上すると、鶴岡市荒沢字狩籠に荒沢ダムがあります。途中下田沢に「かたくり園」があり、さらに進んで裸電球がついている隧道をくぐり抜けると荒沢ダムです。この道路は雨上がりの日は水たまりができ悪路そのものです。

十月中旬から十一月初旬の秋の湖水面に映る紅葉は見事です。ダム上流には、幻の大魚「タキタロウ」が棲むという伝説がある大鳥池があります。

寒河江《さがえ》ダム

西川町砂子関にあるダムへは、山形自動車道・月山インターチェンジより国道一一二号線を寒河江・西川方面に戻ると約十分で到着します。

月山は夏スキーのメッカで、秋の紅葉も美しく、月山湖上流の公園にはレクリエーション施設もあります。交通の便がよいので観光客も多く、のんびり寛ぐという雰囲気はありません。

木川《きかわ》ダム

県道二七号線を大井沢から南下し、県道二八九号線を朝日町方面に向かうと、朝日町立木地区に朝日川を堰き止めた木川ダムが右側に見えてきます。車を止めてのんびり景色を眺めようとするには、道路が狭いので対向車のことを考えると勇気が必要です。しかしこれこそはダムの景色であると実感できる眺めです。今までのダム巡りのなかでは、スケールは小さいが最高のスポットです。

ダムに通じる道路はかならずしも平坦とはいえないので、運転には十分な配慮が必要です。そうなると、運転しながら周りの景色を楽しむ余裕は限られてきます。新緑や紅葉シーズンは車が混んでくるので、目的地の駐車場の確保の心配も出てきます。いずれにしても時間に余裕をもって「自然を楽しむ」という考えでドライブすることが一番です。

県内の峠巡り

山形県は総面積の約八五%を山地が占め、そのうえ三方が山に囲まれているので峠が多いのです。峠とは、山道を登りつめたところ、言い換えると山の上りと下りの境目のことであり、日本全土には一万を超える峠があると言われています。

車社会では峠は単なる通過点に過ぎなくなり、今ではほとんど顧みられなくなりました。現代はバイパスや高速道路がもてはやされる時代ですが、のんびりと周囲の風景を眺めながら峠のある古道をドライブすることで、これまでには味わえなかった贅沢なひと時を体験しようと考えました。

そこで興味本位に車が通れる国道や県道で峠と名のつく道路がどれくらいあるかを道路地図『ライトマップル山形県道路地図』（昭文社）で調べてみました。

国道では由良《ゆら》峠（七号線・羽州浜街道）、栗子《くりこ》峠（一三号線・米沢―福島）、猿羽根峠（一三号線・羽州街道）、雄勝《おがち》峠（一三号線・羽州街道）、中山峠（四七号線・最上街道）、関山峠（四八号線・作並街道）、宇津峠（一一三号線・小国街道）、二井宿《にいじゅく》峠（一一三号線・七ケ宿街道）、大《おお》峠（一二一号線・八谷街道）、笹谷《ささや》峠（二八六号線・笹谷街道）、青沢越《あおさわごえ》（三四四号線・真室川―酒田）、一本木峠（三四五号線・鶴岡―鼠ケ関）、関川峠（三四五号線・鶴岡　鼠ケ関）、鬼坂《おにさか》峠（三四五号線・鼠ケ関―鶴岡）、楠《くすのき》峠（三四五号線・鶴岡―鼠ケ関）、鍋越《なべこし》峠（三四七号線・母袋街道）、小滝峠（三四八号線・小滝街道）、鳩峰峠（三九九号線・高畠―伊達）、十部一峠（四五八号線・新庄―寒河江）、大師《だいし》峠（四五八号線・新庄―寒河江）などです。

　県道では板谷峠（二三二号線・米沢街道）、綱木峠（二三四号線・小野川―綱木）、新蔵《あらくら》峠（二四四号線・小松―上町）、柏木峠（二六八号線・歴史国道羽州街道）、福船《ふくふね》峠（三一八号線・長沢―尾花沢）です。

　さらに主要地方道では白布《しらぶ》峠（二号線・西吾妻スカイバレー）、船坂《ふなさか》峠（二号線・米沢―猪苗代）、子持《こもち》峠（八号線・川西―小国）、九才《くさい》峠（八号線・川西―小国）、大《おお》畑《ばたけ》峠（八号線・川西―小国）、刈田《かった》峠（一二号線・蔵王エコーライン）、金山《かねやま》峠（一三号線・羽州街道）、極楽峠（一五号線・玉川―沼沢）、桜峠（一五号線・玉川―沼沢）、大井沢《おおいさわ》峠（二七号線・大江―西川）、山刀伐峠（二八号線・尾花沢　最上）、背あぶり峠（二九号線・尾花沢―関山）、雷《いかづち》峠（五二号線・山北―関川）、花立《はなだて》峠（六三号線・最上―鬼首）がありました。

　これまでに、ここに掲げた峠の約八〇％をドライブしました。実際にドライブしてみると、国道三九九号線の鳩峰峠や国道四五八号線の十部一峠は蛇行がきつく、いわゆる九十九折《つづらおり》が多い上に対向車とすれ違いができないほど狭い箇所がたくさんあり、国道というより「酷道」という方がふさわしいくらいで、新緑や紅葉の季節には運転には細心の注意が必要でした。

特に鳩峰峠に行くまでの山形県側の道路は悪路なので、初心者には景色を眺めながらという余裕を望むのは無理かと思います。十部一峠の一部の区間は未舗装なので、オフロードのドライブが趣味という方であればお勧めします。

芭蕉の『奥の細道』に出てくる本来の猿羽根峠や山刀伐峠は今では歩道になり、その脇が車道（国道一三号線と主要地方道二八号線）になっていました。猿羽根峠から最上川を股の間から眺めるとまた違った風景に出合った気分になります。この二つの峠は歴史的に有名な峠なので、後世のためにも山形県として整備して保存してはと思います。

青沢越は真室川町と酒田市を結ぶ国道三四四号にある標高三二〇メートルの峠で、最近になって青沢トンネルを始めとするトンネル群が完成しました。大型トラックの走行が可能な全線二車線の道路拡幅が完了したので通年の通行が可能になり、最上地方と庄内地方を結ぶ第二のルートとなりました。峠の部分は急勾配や急カーブが続き断崖絶壁を縫っていますが、視界は開けているので比較的ドライブしやすい道路です。

その上、真室川町から庄内に向かう最短ルートであるため、今後は交通量が増加することが十分に予想されます。

ドライブして比較的面白いのは、背あぶり峠（主要地方道二九号線・尾花沢　関山）や福船峠（県道三一八号線・長沢　尾花沢）です。いずれの道路も交通量が少なく対向車の心配はないのですが、歩いている人もいないので寂しく感じます。それだけに、車から降りての野鳥の観察には最適です。

国道三四五号の鼠ヶ関から関川間と関川から鶴岡間では、これが同じ国道かと疑いたくなるほど道幅が違う上に、関川から鶴岡間にあるはずの関川峠、一本木峠、楠峠、鬼坂峠のいずれもトンネルの上になってしまったので、峠の面影は何もなくがっかりさせられます。関川峠の付近に慶応四年（一八六八年）の戊辰《ぼしん》役の関川激戦地跡があります。

登りつめたら視界が三六〇度で、雄大な気分にしてくれるところもありましたが、柏木峠のように峠とは名ばかりで、道標がなければ気づかないうちに通り過ぎてしまうところもありました。また、携帯電話が圏外だった区域が何カ所かあり、不安になり急いで通過したこともありました。

峠の名前の由来はその土地や山の名前と関連すると想像していましたが、調べてみるとかならずしもそうでないところもありました。たとえば、十部一峠とは、その当時ここに番所が置かれてあり、通行料として十分一役銀を徴収していたことに由来すると記載がありました。そのほか国道三四八号線に小滝峠と小滝越えがあります。これから、その昔「峠」と「越え」を使い分けしていると考えられたので、その違いを調べてみましたが未だわかりません。

これからの目標はまだ通っていない峠を越すことです。さらに通ったことがある峠でも季節を変えて行ってみたいと考えています。実際にこれまでの経験から、同じ峠でも春と秋では感じ方が大きく異なりました。春は若芽の木々の風が心地よく、気分は上昇気味でしたが、秋は紅葉はきれいですが何となく、何かに追われている気分になりました。たかが「峠」ですが、いろいろ興味は尽きません。

あとがき

高校を卒業後から定年まで、人生の輝いた時を弘前で過ごし、義母の介護がきっかけとなり四十五年ぶりにふるさと山形に戻ってきました。高齢者から後期高齢者の仲間に入ったら、中学校時代の同窓生の約三分の一は鬼籍に入り、竹馬の友はわずかになってしまいました。明日は我が身と思いつつ次代の日本、ふるさと山形を背負う子どもたちに語り残しておきたいこと、希望することをしたためました。一部は「山形県医師会会報」、「山形市医師会たより」に掲載されたものです。

前回上梓した『北国から贈る明日へのカルテ』は弘前と山形での出会いや経験が主でしたが、今回はほとんど山形での生活に基づいたものです。

執筆にあたりご助言、ご指導をいただいたポリッシュ・ワークの須藤惟さん、校正者の堀邦男さんに、そして健康管理からヒントやアイデアを提供してくれた家内・春枝に心から深謝します。

平成三十年　　庭のあざやかな白の躑躅の花を眺めながら

五十嵐　勝朗

微笑みのバトン

優しく医療を見つめ、故郷の未来を想う

2018年6月15日　第1版第1刷発行

著　者　五十嵐 勝朗

発行者　塩塚 健兒

発行所　株式会社ポリッシュ・ワーク

〒160-0023　東京都新宿区西新宿7-22-43 新宿JECビル6階

電話 03-6629-8524　FAX 03-5337-5651

発売元　株式会社径書房

〒160-0012　東京都新宿区南元町11-3

電話 03-3350-5571　FAX 03-3350-5572

印刷製本　中央精版印刷株式会社

装丁　針谷 由子

定価はカバーに表示してあります。

落丁本・乱丁本は、購入書店名を明記のうえ、発行元の㈱ポリッシュ・ワーク宛にお送りください。送料小社負担にてお取替えいたします。

ISBN 978-4-906907-09-0 C0047　